Deepa Dahal
Rajeev Gupta
Archana Nagpal

Terceiro ponto de referência na relação de orientação do maxilar

Deepa Dahal
Rajeev Gupta
Archana Nagpal

Terceiro ponto de referência na relação de orientação do maxilar

ScienciaScripts

Imprint

Any brand names and product names mentioned in this book are subject to trademark, brand or patent protection and are trademarks or registered trademarks of their respective holders. The use of brand names, product names, common names, trade names, product descriptions etc. even without a particular marking in this work is in no way to be construed to mean that such names may be regarded as unrestricted in respect of trademark and brand protection legislation and could thus be used by anyone.

Cover image: www.ingimage.com

This book is a translation from the original published under ISBN 978-620-8-06519-5.

Publisher:
Sciencia Scripts
is a trademark of
Dodo Books Indian Ocean Ltd. and OmniScriptum S.R.L publishing group

120 High Road, East Finchley, London, N2 9ED, United Kingdom
Str. Armeneasca 28/1, office 1, Chisinau MD-2012, Republic of Moldova, Europe
Printed at: see last page
ISBN: 978-620-8-30421-8

Terceiro ponto de referência na relação de orientação do maxilar

ÍNDICE

<u>INTRODUÇÃO</u>

1. A orientação do molde maxilar num articulador é uma parte crucial de várias técnicas utilizadas em medicina dentária. Os seus objectivos primários são o restabelecimento da oclusão numa forma e posição bem controladas dos dentes. O molde maxilar no articulador é a linha de base a partir da qual todas as relações oclusais começam, e deve ser posicionado no espaço identificando três pontos de orientação diferente que não podem estar na mesma linha.[1-3]

2. O plano é formado por dois pontos localizados posteriormente aos maxilares e um ponto localizado anteriormente a eles. Plano horizontal de referência é o plano estabelecido na face do paciente por um ponto de referência anterior e dois pontos de referência posteriores, a partir dos quais são efectuadas as medições dos determinantes anatómicos posteriores da oclusão e do movimento mandibular. Ponto de referência anterior é o ponto localizado no centro da face que, juntamente com dois pontos de referência posteriores, estabelece um plano de referência.

3. Considerando que os pontos de referência posteriores estão localizados um de cada lado da face na área do eixo horizontal transversal, que, juntamente com um ponto de referência anterior, estabelecem o plano de referência horizontal.[4-8]

O registo e a transferência precisos dos registos das relações maxilares do paciente edêntulo para o articulador são essenciais para a restauração da função, da fala, da aparência facial e para a manutenção do conforto do sistema estomatognático do paciente. As relações maxilomandibulares do doente são dinâmicas e têm sido observadas alterações à medida que a idade avança.

Yoshiyuki Watanabe2 mencionou que a estabilidade oclusal é um aspeto importante para o sucesso do tratamento protético, e só pode ser alcançada com uma determinação exacta da posição mandibular. Quando, como dentistas, nos deparamos com o problema da substituição das superfícies oclusais, quer através de restaurações em dentes naturais, quer através da substituição de alguns ou de todos os dentes, é essencial um conhecimento profundo da forma como os dentes se unem e funcionam em conjunto.

Existem apenas guias aproximados disponíveis para determinar onde colocar os dentes; dois dos mais importantes são a relação vertical e horizontal da mandíbula com o maxilar, quando se constrói uma prótese completa.

SIGNIFICADO CLÍNICO E TIPOS DE RELAÇÕES MAXILARES NA PRÓTESE TOTAL

Significado clínico

A reabilitação dos pacientes completamente desdentados pode ser feita com próteses removíveis ou fixas, suportadas por dentes ou implantes

A sobredentadura envolve os vários aspectos anatómicos, fisiológicos e

factores mecânicos têm de ser considerados para restaurar as funções e a saúde do sistema estomatognático. Os factos seguintes descrevem a importância e o significado do plano oclusal.

1. Realização funcional óptima com uma biomecânica eficaz da prótese.

2. Disposição ideal dos dentes para uma articulação mecanicamente equilibrada e uma melhor estabilidade da prótese.

3. Para obter o efeito da linha do sorriso com um aspeto natural da curvatura e da posição dos dentes em relação aos lábios e evitar o sorriso denturista artificial.

4. O plano oclusal na prótese completa deve ser como harmonioso, proporcionando a função normal da língua, músculos da bochecha, melhorando a estabilidade da prótese e a eficiência mastigatória.

5. Um plano oclusal demasiado alto ou demasiado baixo em relação ao plano oclusal natural anterior provoca mordeduras na língua e nas bochechas e dificuldades na fala.

6. Rege a estética óptima, a fonética e o conforto geral do paciente.

Tipos de relações maxilares na prótese total

A relação da mandíbula é definida como qualquer relação da mandíbula com a maxila

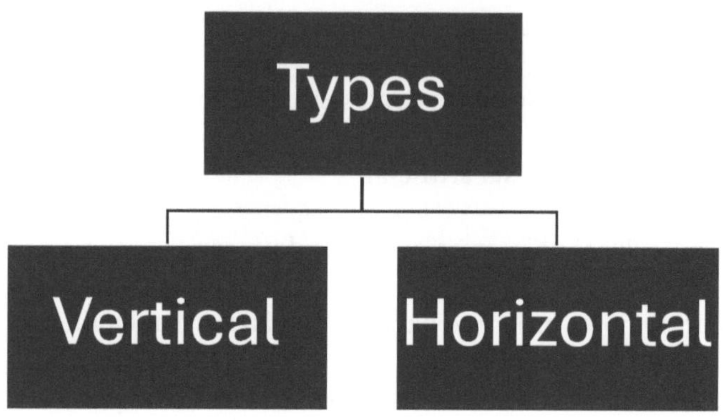

As relações verticais do maxilar

São expressos como a quantidade de separação da maxila e da mandíbula no plano frontal.

É a distância medida entre dois pontos selecionados, um num elemento fixo e outro num elemento móvel.

Dois comprimentos mensuráveis da face são guias importantes na realização de registos da relação maxilo-mandibular e são designados por:

-Dimensão vertical da posição de repouso ou de repouso fisiológico. (DVR).

-Dimensão vertical de oclusão (DVO).

Posição de repouso fisiológico

É a posição postural da mandíbula quando um indivíduo está a descansar confortavelmente numa posição vertical e os músculos associados estão num estado de atividade de contração mínima.

Dimensão vertical na oclusão

Separação vertical dos maxilares quando os dentes ou os aros de oclusão estão em contacto.

Distância interoclusal (IOD)

Espaço da autoestrada

A distância de 2 a 4 mm entre os dentes superiores e inferiores quando a mandíbula está em posição de repouso fisiológico é designada por distância interoclusal (IOD), frequentemente referida como o "espaço livre".

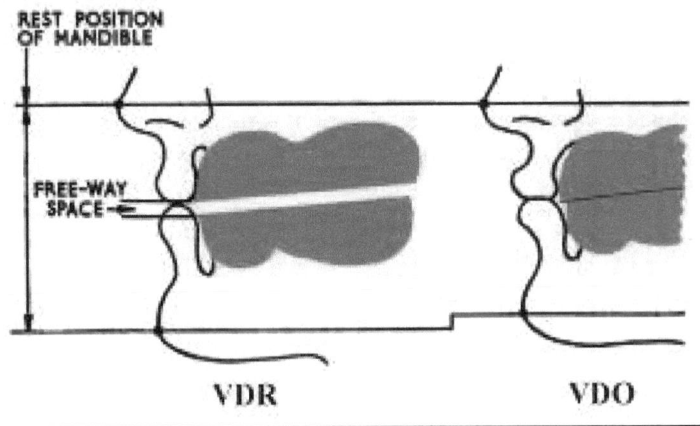

Relações horizontais dos maxilares:

A relação da mandíbula com a maxila num plano horizontal (na direção antero-posterior e de lado a lado).

As relações horizontais dos maxilares incluem:

1. Relação cêntrica da mandíbula
2. Relação excêntrica da mandíbula

<u>Relação cêntrica da mandíbula -</u>

Relação cêntrica - é a posição da mandíbula determinada pelo reflexo neuromuscular aprendido pela primeira vez para controlar a posição mandibular quando os dentes decíduos estavam em oclusão.

A oclusão cêntrica é a relação dos dentes durante a relação cêntrica. Tanto a posição postural como o mapa da relação cêntrica podem ser registados por referência a pontos de referência ósseos ou dentários, quaisquer pontos de referência na mandíbula. Tais referências são úteis para registar a relação cêntrica e a posição postural, mas não definem os termos. Cada um deles deve ser definido em termos de reflexo neuromuscular, pois é disso que se trata.

Relação vertical da mandíbula

"A distância entre dois pontos anatómicos e marcados selecionados (normalmente um na ponta do nariz e outro no queixo), um num membro fixo e outro num membro móvel" - GPT 8. As relações verticais dos maxilares são as estabelecidas pela quantidade de separação dos maxilares e da mandíbula em condições especificadas, classificadas como dimensão vertical de repouso e dimensão vertical de oclusão.

RELAÇÃO DE MANDÍBULAS HORIZONTAIS

É a relação da mandíbula com a maxila num plano horizontal.

Também pode ser descrita como a relação da mandíbula com a

maxila na direção ântero-posterior e lado a lado. As relações

horizontais incluem:

A. Relação cêntrica da mandíbula

B. Relações excêntricas do maxilar

A. Relação saliente ou frontal

B. Relação lateral esquerda ou direita

Relação centrada

 é definida como uma relação maxilomandibular em que os

côndilos se articulam com a porção avascular mais fina dos

respectivos discos, com o complexo na posição anterior superior

contra as formas das eminências articulares. Esta posição é

independente do contacto com os dentes. Esta posição é

discernível quando a mandíbula é direcionada superior e

anteriormente e limitada a um movimento puramente rotativo em torno de um eixo horizontal transversal GPT.[1]

Significado da relação cêntrica O registo correto da RC é essencial na construção de próteses completas. Muitas próteses falham porque a oclusão não é planeada ou desenvolvida em harmonia com esta posição. A diferença entre o estado dentário e o estado edêntulo é que, no caso dentário, se a oclusão cêntrica não coincidir com a relação cêntrica, haverá um contacto oclusal deflectivo e a estrutura que rodeia e suporta os dentes estará em perigo.[2]

Posição Intercuspal Máxima: A interdigitação mais completa dos dentes, independentemente da posição condilar. Assim, a máxima intercuspidação é uma relação maxilo-mandibular determinada pela relação dente a dente. Posição Intercuspal Máxima: A interdigitação mais completa dos dentes, independentemente da posição condilar. Assim, a máxima intercuspidação é uma relação maxilo-mandibular determinada pela relação dente a dente

Importância da relação cêntrica da mandíbula

1. É uma posição de referência a partir da qual a mandíbula se pode deslocar em qualquer direção

2. É uma posição que pode ser aprendida, repetida e registada.

3. É o ponto de partida para o desenvolvimento da oclusão.

4. Os movimentos funcionais, como a mastigação e a deglutição, são efectuados nesta posição.

5. É uma relação mandibular fiável porque é uma relação de osso para osso.

Métodos de registo da relação **cêntrica da mandíbula**

1. Métodos funcionais (mastigação).

2. Método gráfico.

3. Método de registo de controlo tátil ou interoclusal

Métodos funcionais:

A- Técnica da casa das agulhas

Este método utilizou aros de oclusão compostos de impressão com quatro pontas metálicas colocadas no rebordo maxilar.

Quando o doente movimenta a mandíbula, os estiletes no rebordo maxilar criam uma marca no rebordo mandibular, após os movimentos da mandíbula por completo; forma-se um padrão em forma de diamante. O ponto mais anterior deste padrão de diamante indica a relação cêntrica da mandíbula.

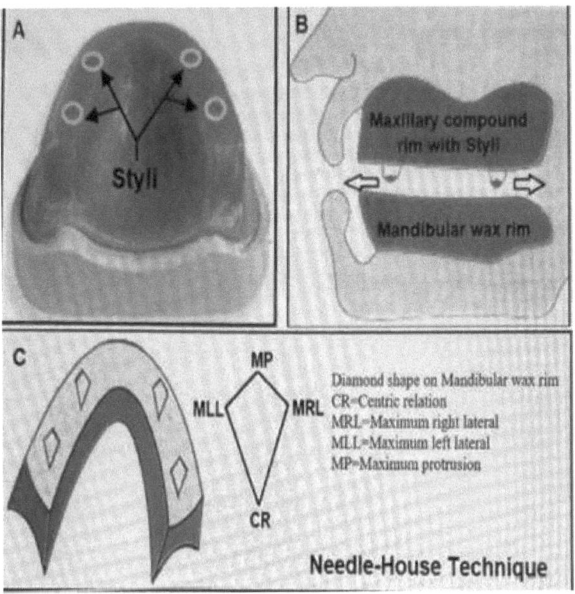

B- Técnica Patterson

Neste método, é feita uma vala ao longo do comprimento da parte oclusiva do rebordo de cera mandibular. Uma mistura de pedra-pomes e gesso dentário com uma proporção de 1:1 é colocada na vala. Quando o doente move a mandíbula, formam-se curvas de compensação na mistura devido à diminuição da altura da mistura. Pede-se ao doente que continue com estes movimentos até obter uma dimensão vertical pré-determinada. Finalmente, o paciente pediu para retruir a mandíbula e os rebordos oclusais

foram fixados com agrafos metálicos.

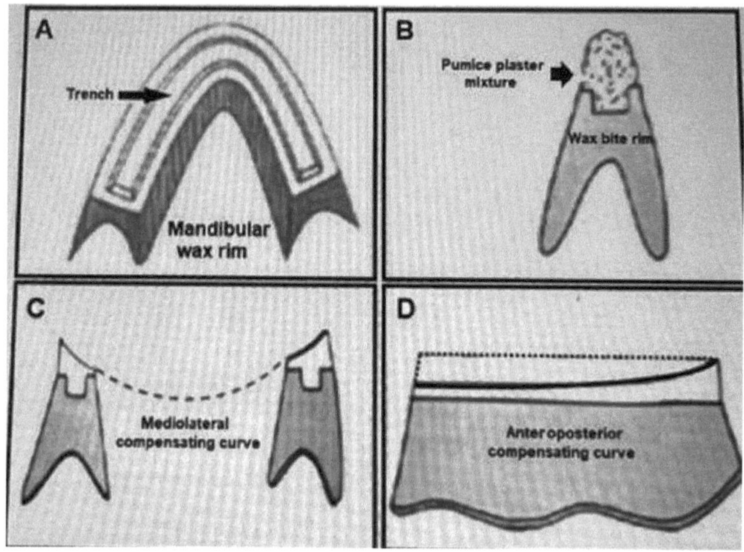

As desvantagens dos métodos funcionais envolvem a deslocação

lateral e antero-posterior das bases do registo em relação ao osso

de suporte durante a realização do registo cêntrico. C- Técnica de

deglutição Neste método, são colocados cones macios de cera na

base inferior do registo. Os cones de cera entram em contacto

com o bordo de oclusão superior quando o paciente engole. Este

método também é utilizado para registar a dimensão vertical da

oclusão.

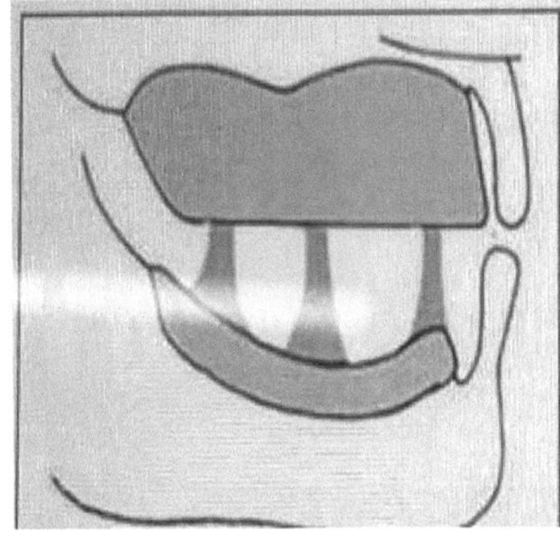 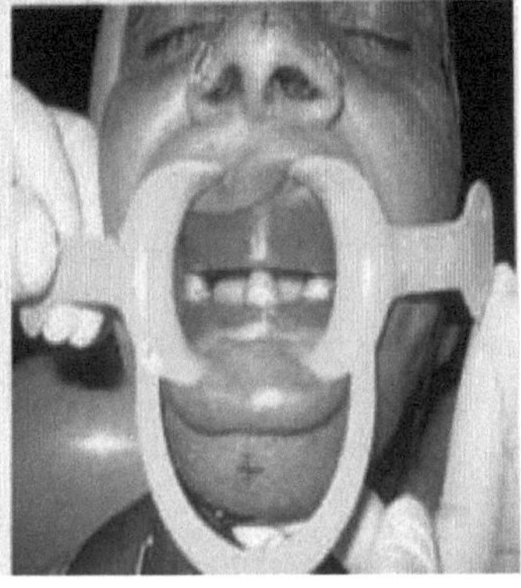

2- Métodos gráficos

Estes métodos utilizavam gráficos ou traçados (desenhos) para registar a relação cêntrica. O conceito geral desta técnica consiste em colocar uma agulha tipo caneta num rebordo oclusal e uma placa de registo no outro rebordo. A placa revestida com carbono ou cera na qual a ponta da agulha pode fazer o traçado, quando a mandíbula se move no plano horizontal, o ponteiro desenha padrões caraterísticos na placa de registo.

Os padrões caraterísticos criados na placa de registo são designados por **_traçado de ponta de seta_**, também conhecido por **_traçado de arco gótico_**. O vértice do traçado da ponta de seta dá a relação cêntrica, sendo os dois lados do traçado com origem nesse ponto os limites dos movimentos laterais. O vértice da ponta da seta deve ser pontiagudo, caso contrário, o traçado está incorreto.

Os métodos gráficos são intra-orais ou extra-orais, dependendo da colocação do dispositivo de registo. O traçado extra-oral é preferível ao traçado intra-oral porque o traçado extra-oral é mais exato, mais visível e maior em comparação com o traçado intra-oral.

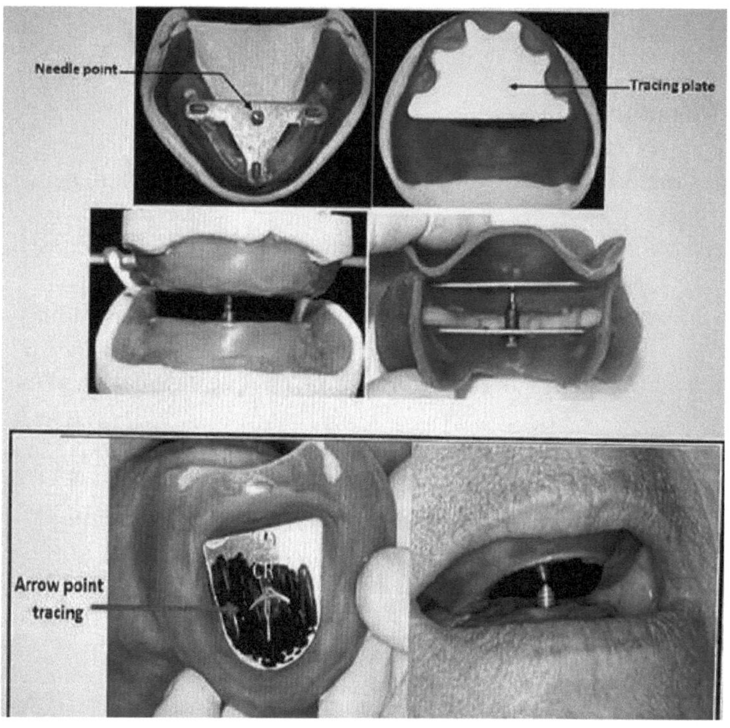

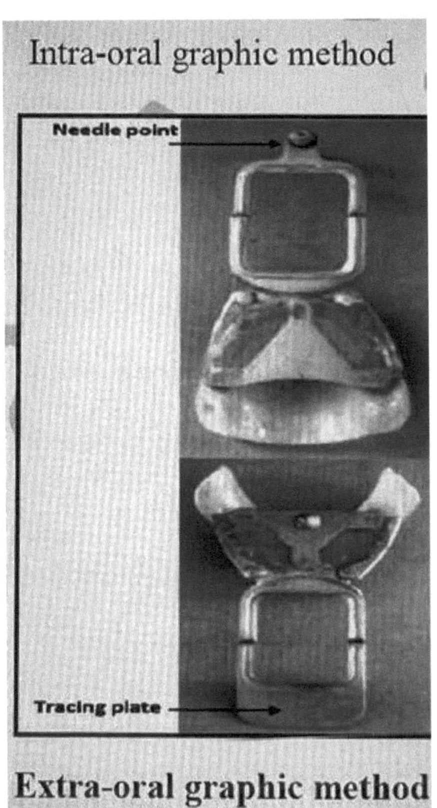

3- **Método de registo tátil ou interoclusal** De acordo com este

método, a relação cêntrica é registada através da colocação de um

suporte de registo entre as bases de registo da maxila e da

mandíbula quando os maxilares estão posicionados em relação

cêntrica. O paciente fecha-se no meio de registo com o maxilar

inferior na sua posição mais retruída e sem tensão e pára o fecho

na dimensão vertical pré-determinada. Este método é simples,

uma vez que não são utilizados dispositivos mecânicos na boca do doente, nem estão ligados aos aros de oclusão. Este método tem a vantagem de provocar uma deslocação mínima das bases de registo em relação ao osso de suporte.

Este método é essencial para fazer um registo preciso, a perceção visual, o sentido do tato pelo dentista na realização do registo da relação cêntrica, esta fase desenvolveu-se com a experiência, e é difícil de ensinar a outro indivíduo. Os materiais normalmente utilizados para o registo de verificação interoclusal incluem cera, gesso, óxido de zinco eugenol, silicone e poliéter.

3. **Relações excêntricas dos maxilares**: Qualquer relação entre os maxilares que não seja uma relação cêntrica. Relação lateral da mandíbula: A relação da mandíbula com a maxila quando o maxilar inferior se encontra numa posição para cada lado da relação cêntrica. Relação protrusiva do maxilar: A relação da mandíbula com a maxila quando a mandíbula é projectada para a frente. Métodos de registo das relações excêntricas da mandíbula:ω A principal razão para registar uma relação excêntrica do maxilar é ajustar o articulador para simular o

movimento excêntrico da mandíbula em relação à maxila e
estabelecer uma oclusão equilibrada.

4. Os métodos são semelhantes aos utilizados para a cêntrica
   (os registos funcional, gráfico e interoclusal). Os registos
   excêntricos interoclusais (Protrusão, movimento lateral
   esquerdo e direito), podem ser feitos no rebordo de oclusão
   ou nos dentes posteriores na consulta de prova com o
   articulador Hanau.

5. O articulador de Hanau utilizou o registo excêntrico de
   acordo com a seguinte fórmula para obter a inclinação
   lateral: $L=H/8+12$ L= inclinação lateral do côndilo. H=
   inclinação horizontal do côndilo, determinada pelo registo
   protrusivo. O articulador Hanau é utilizado para registar o
   registo excêntrico de acordo com a seguinte fórmula para
   obter a inclinação lateral: $L=H/8+12$ L= inclinação lateral
   do côndilo. H= inclinação horizontal do côndilo,
   determinada pelo registo protrusivo.

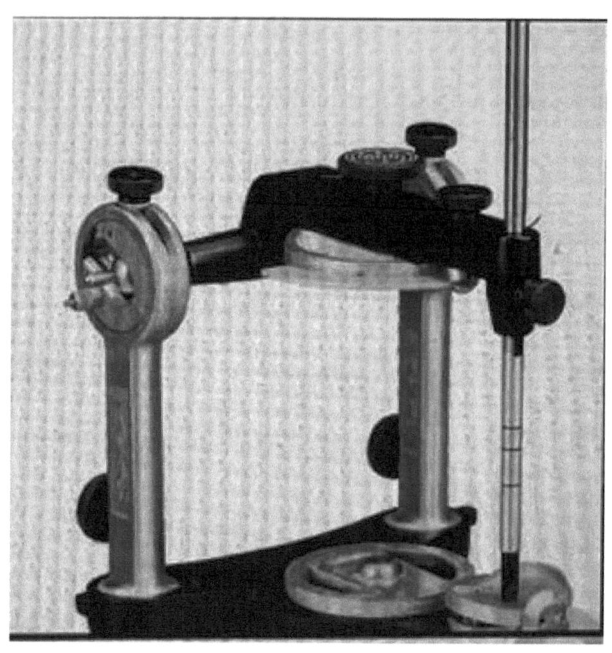

L=H/8+12 L= inclinação lateral do côndilo. H= inclinação horizontal do côndilo, estabelecida pelo registo protrusivo.

Factores considerados durante a realização da relação excêntrica da mandíbula 1. A trajetória condilar do paciente não pode ser alterada. 2. Os côndilos não se deslocam em linha reta durante os movimentos excêntricos do maxilar mandibular. 3. Os articuladores semi-ajustáveis, nos quais os côndilos se deslocam numa trajetória plana, não podem ser utilizados para reproduzir exatamente os movimentos excêntricos. 4. Os articuladores totalmente ajustáveis, em que a orientação condilar e incisal é fabricada individualmente em acrílico, podem deslocar-se no

trajeto do côndilo utilizando traçados pantográficos.

<u>RELAÇÃO DE MANDÍBULAS VERTICAIS</u>

A dimensão vertical é definida como: - "A distância entre dois pontos anatómicos selecionados e marcados (normalmente um na ponta do nariz e outro no queixo), um num membro fixo e outro num membro móvel"

- GPT 8. As relações verticais dos maxilares são as estabelecidas pela quantidade de separação dos maxilares e da mandíbula em condições especificadas, classificadas como dimensão vertical de repouso e dimensão vertical de oclusão.

<u>ORIENTAÇÃO RELAÇÃO DE MANDÍBULA</u>

As restaurações oclusais precisas, tanto fixas como removíveis, requerem registos oclusais precisos e um conjunto de moldes de trabalho, que devem ser montados num articulador de tamanho normal, pelo menos semi-ajustável.[1] O Facebow é um instrumento utilizado para registar a relação espacial da arcada maxilar com um ou mais pontos de referência anatómicos e depois transferir esta relação para um articulador.[2] Também é utilizado para transferir a relação da maxila com o eixo da dobradiça terminal para o articulador.[3] Existem vários tipos de arcos faciais que evoluíram ao longo do tempo desde a sua utilização primitiva em meados do século XVIII e a sua invenção por George B. Snow no início do século XIX.

Não existe um dispositivo perfeito que possa duplicar os movimentos mandibulares de um determinado paciente.[4] O objetivo é minimizar os erros oclusais produzidos no laboratório sem acrescentar procedimentos complicados e morosos.[5] A montagem correta dos modelos é de importância crucial para o diagnóstico e tratamento estético.[6] Uma vez que os côndilos não podem ser visualizados diretamente, são utilizados marcadores externos para este fim.[7] Isto, obviamente, não permite uma reprodução perfeita das trajectórias oclusais, mas é muito mais preciso do que uma montagem arbitrária dos modelos no articulador.[8]

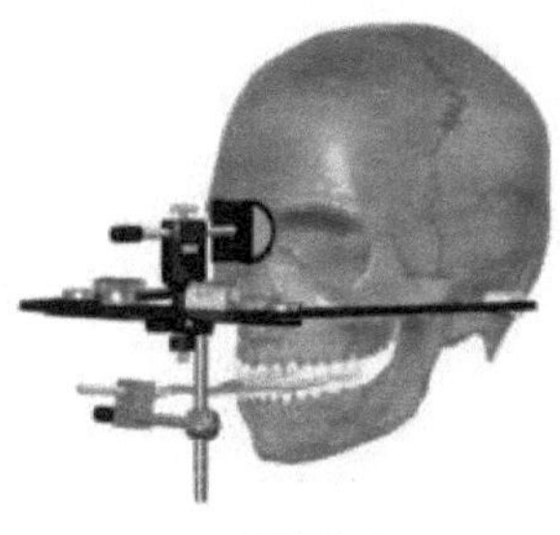

As transferências do cotovelo facial são necessárias para uma vasta gama de procedimentos clínicos, tais como o estabelecimento de uma oclusão equilibrada em próteses completas, em reabilitações de boca inteira e em restaurações anteriores em que é necessário estabelecer uma orientação incisal durante os movimentos de excursão, para restaurações de quadrantes, para fins de diagnóstico, para a formulação do planeamento do tratamento, bem como para o planeamento de cirurgias ortognáticas.[9]

Todos os procedimentos acima mencionados requerem articulações num articulador semi-ajustável com transferência do arco facial para simular os movimentos do maxilar do doente nas três dimensões.[10] É evidente que a montagem dos moldes no articulador com a ajuda de um arco facial é de grande importância, tanto do ponto de vista do diagnóstico como da reconstrução protética, uma vez que a falha na utilização do arco facial levou a erros de oclusão.[11] O eixo da dobradiça é um componente de todos os movimentos mastigatórios da mandíbula e, por conseguinte, não pode ser ignorado.[12] Este eixo de articulação deve ser captado e transferido para o articulador.[13] Existem muitos pontos de referência defendidos para registar o eixo da dobradiça (pontos de referência posteriores), tais como o ponto Gysi, o ponto Beyron, o ponto Bergstrom, o ponto Snow e o ponto Denar.[14]

Os arcos faciais são classificados, em termos gerais, como cinemáticos e arbitrários. Enquanto o arco facial arbitrário regista o eixo arbitrário da charneira, o arco facial cinemático foi concebido para ser utilizado em casos de reabilitação da boca completa e, por conseguinte, defende o registo do eixo verdadeiro da charneira. Zakaria et al. afirmaram que a localização cuidadosa do eixo da charneira terminal como ponto de referência posterior, em vez de depender de uma marcação arbitrária, é recomendada para evitar potenciais fontes de erro na montagem de moldes no articulador ajustável, prevenindo assim configurações do articulador estatisticamente diferentes que poderiam afetar criticamente a oclusão das restaurações fixas finais.[15]

Need for Orientation Relations

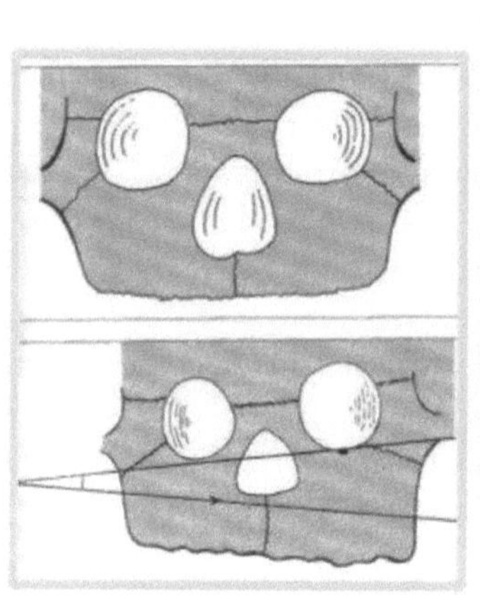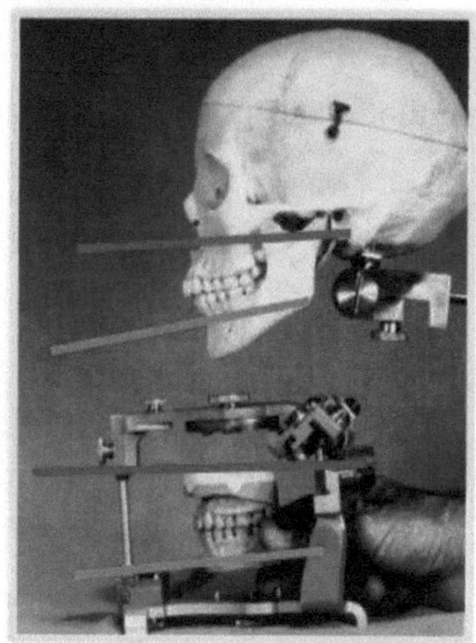

A maioria das distâncias intercondilares dos pacientes era superior a 110 mm, indicando que um articulador com uma distância intercondilar ajustável seria mais anatomicamente correto para o tratamento de casos de reabilitação fullmouth. Palilc, em 1998, afirmou que os arcos faciais dos auriculares relacionavam a maxila com o eixo da charneira dentro de um intervalo aceitável de 5 mm em pelo menos 50% das vezes.[16] O estudo também afirmou que os arcos faciais dos auscultadores registaram o eixo da charneira arbitrário anterior ao eixo da charneira terminal em 92% das vezes. As transferências de arcos faciais não são geralmente utilizadas por médicos dentistas generalistas. Existem várias razões para isso, que podem ser a falta de experiência, o aumento do tempo na cadeira, a sensibilidade técnica associada e a fadiga do doente.[17] Um inquérito realizado por Clark et al., em 1995, reuniu informações sobre a utilização de facebows entre 3544 licenciados de uma escola de medicina dentária do Midwestern, e os resultados foram consistentes e mostraram uma disparidade significativa nas taxas de utilização de facebow entre dentistas gerais e protésicos.[18]

As transferências de arcos faciais não são geralmente utilizadas por médicos dentistas generalistas. Existem várias razões para isso, que podem ser a falta de experiência, o aumento do tempo na cadeira, a sensibilidade técnica associada e a fadiga do doente.[17] Um inquérito realizado por Clark et al., em 1995, reuniu informações sobre a utilização de facebows entre 3544 licenciados de uma escola de medicina dentária do Midwestern, e os resultados foram consistentes e mostraram uma disparidade significativa nas taxas de utilização de facebow entre dentistas gerais e protésicos.[18]

Para melhorar a eficiência do arco facial, foram tentadas muito poucas modificações no passado, como a de Ferrario et al., em janeiro de 2002, que concebeu um arco facial postural modificando o arco facial convencional (Dentatus facebow, Suécia). Também foram feitas várias modificações para melhorar a precisão do registo, bem como para poupar tempo na cadeira e eliminar a fadiga do doente. A adesão do paciente é um dos factores mais importantes para a utilização do arco facial.[19]

A orientação do arco facial requer uma transferência exacta da relação da maxila com a ATM quando a maxila do doente está paralela ao chão. No entanto, não é sempre claro se o paralelismo estabelecido é exato. Poucos estudos estão disponíveis na literatura para avaliar o paralelismo de forma objetiva.[20] Neste estudo, modificámos um arco facial arbitrário com lâmpadas espirituais adicionais para confirmar o paralelismo de forma objetiva e num curto espaço de tempo, especialmente para estudantes de medicina dentária. Assim, o objetivo deste estudo é avaliar a eficácia do arco facial arbitrário modificado para registar a orientação da relação mandibularA orientação do arco facial requer uma transferência precisa da relação maxilar com a ATM quando a maxila do paciente está paralela ao chão.

No entanto, nem sempre é claro se o paralelismo estabelecido é exato. Existem muito poucos estudos disponíveis na literatura para avaliar o paralelismo de forma objetiva.[20] Neste estudo, modificámos um arco facial arbitrário com lâmpadas espirituais adicionais para confirmar o paralelismo de forma objetiva e num curto espaço de tempo, especialmente para estudantes de medicina dentária. Assim, o objetivo deste estudo é avaliar a eficácia do arco facial arbitrário modificado para registar a orientação da relação mandibularA orientação do arco facial requer uma transferência precisa da relação maxilar com a ATM quando a maxila do paciente está paralela ao chão. No entanto, não é sempre claro se o paralelismo estabelecido é exato. Poucos estudos estão disponíveis na literatura para avaliar o paralelismo de forma objetiva.[20] Neste estudo, modificámos um arco facial arbitrário com lâmpadas espirituais adicionais para confirmar o paralelismo de forma objetiva e num curto espaço de tempo, especialmente para estudantes de medicina dentária. Assim, o objetivo deste estudo é avaliar a eficácia do arco facial arbitrário modificado para registar a relação de orientação da mandíbula.

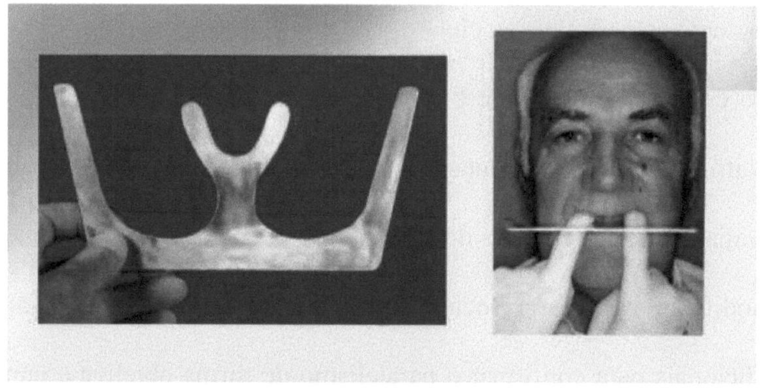

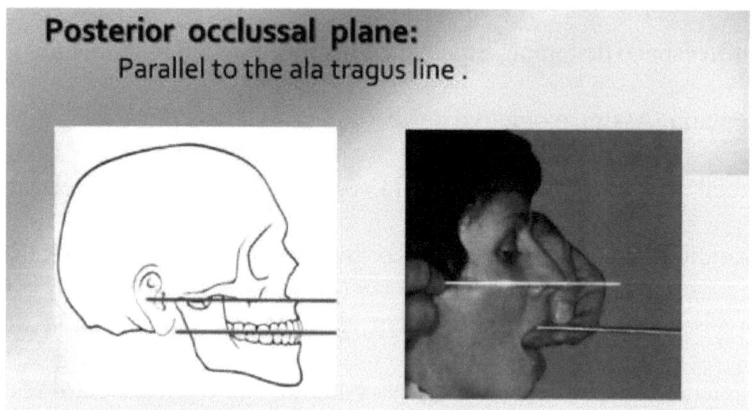

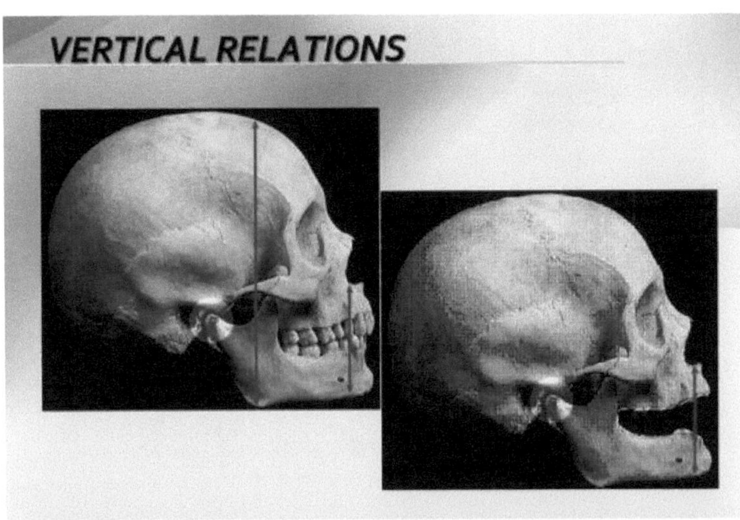

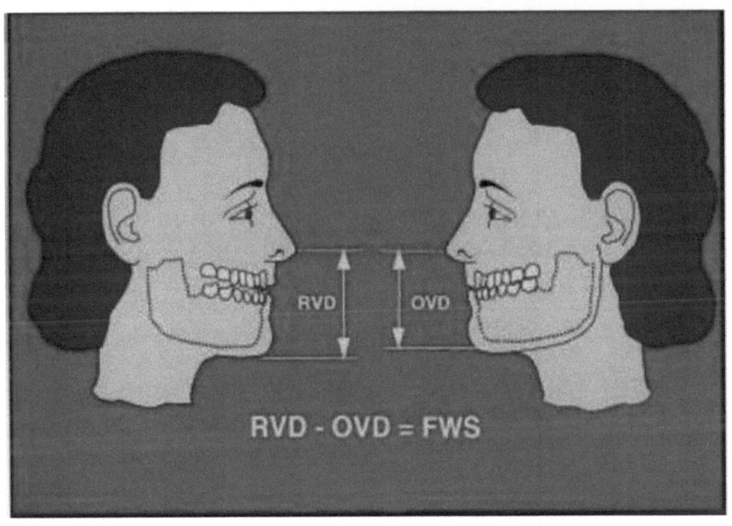

RVD
OVD
RVD - OVD = FWS

Methods of measuring Vertical Dimension

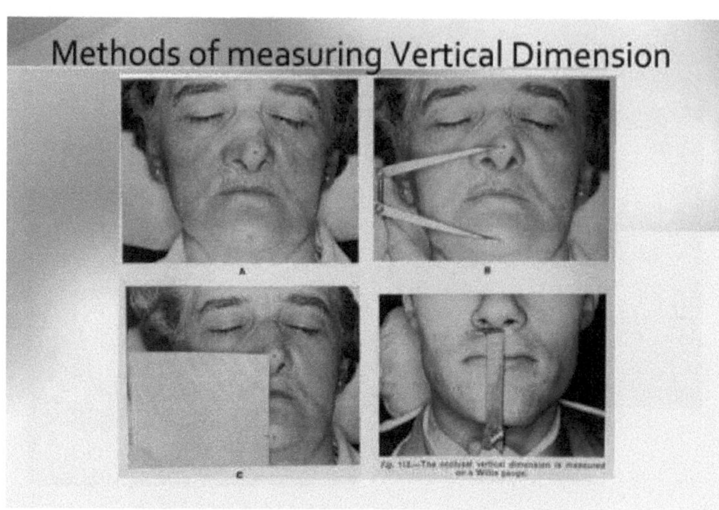

Jaw relation record transferred to the articulator

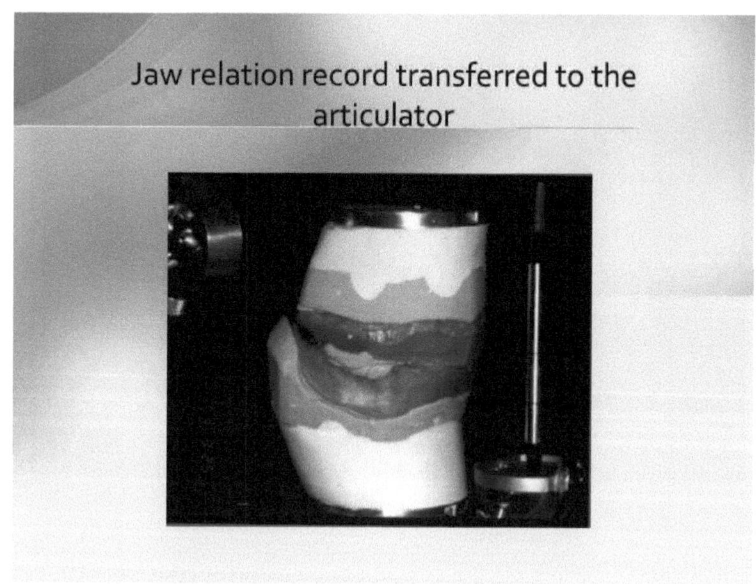

TIPOS E COMPONENTES DO ARCO FACIAL

A dentisteria de restauração requer sempre uma série de procedimentos clínicos laboratoriais adequados e um arsenal fiável de instrumentos para um tratamento bem sucedido do paciente. Cada uma das fases destes procedimentos deve ser executada com exatidão, perícia e rapidez para cumprir as condições biológicas do paciente. Uma prótese que tenha a maior semelhança com a cavidade oral deve também harmonizar-se com os vários movimentos da mandíbula que são determinados pela forma anatómica da articulação temporomandibular. [1]

A prótese de dentadura completa envolve factores importantes no controlo do operador. O operador está preocupado com a determinação da orientação incisal, do plano de orientação e da orientação condilar. A maxila é uma parte do crânio e é uma entidade fixa. Quando os dentes de ambos os maxilares entram em contacto, a maxila relaciona-se com a mandíbula, de modo que todo o complexo crânio-maxilar se articula com um osso móvel, que é a mandíbula. O eixo da dobradiça é definido como uma linha imaginária que passa pelos dois côndilos mandibulares em torno da qual a mandíbula roda sem movimento de translação.[2]

O arco facial ajuda a relacionar o arco de fecho ou o eixo de articulação da mandíbula com o crânio e ajuda a registar o percurso de abertura e fecho do movimento.[3]

O QUE É UM FACEBOW?

Instrumento utilizado para registar a relação espacial da arcada maxilar com um ou mais pontos de referência anatómicos e, em seguida, transferir esta relação para um articulador; orienta o molde dentário na mesma relação com o eixo de abertura do articulador; habitualmente, as referências anatómicas são o eixo horizontal transversal mandibular e um outro ponto de referência anterior selecionado. - GPT 9 [4]

Atualmente, o cotovelo facial e o articulador mecânico são utilizados para a simulação funcional dos efeitos da dismorfologia e da desoclusão. No entanto, este cenário mecânico, tão diferente do cenário biológico real, coloca uma série de problemas. De facto, os movimentos reproduzidos pelo articulador mecânico seguem as margens das estruturas que conformam a articulação mecânica, que permanecem invariáveis ao longo do tempo, e que não podem simular movimentos mastigatórios dependentes dos padrões musculares e da resiliência dos tecidos moles e do disco articular.[5] Além disso, a mobilidade dentária ou o tecido flácido não podem ser simulados por modelos de gesso; como resultado, estes últimos são incapazes de reproduzir as condições dinâmicas da oclusão na vida real. Existem ainda outros problemas derivados dos procedimentos e materiais utilizados para a montagem dos modelos no articulador: precisão na orientação do modelo, expansão e contração do gesso, deformação do material de registo da mordida, estabilidade do articulador, etc. Devido a estes problemas de base, a reprodução de contactos dinâmicos e excursivos parece diminuir a fiabilidade [6]

O articulador e arco facial virtual oferece a possibilidade de reduzir significativamente as limitações dos dispositivos mecânicos, devido a uma série de vantagens: transferência exacta do eixo da dobradiça terminal, análise completa da oclusão estática e dinâmica, das relações intermaxilares e das condições articulares, graças à visualização dinâmica em três dimensões (3d) da mandíbula, da maxila ou de ambas, e à possibilidade de selecionar planos de secção que permitem a observação detalhada de regiões de interesse como, por exemplo, a articulação temporomandibular. Esta ferramenta incorpora aplicações de realidade virtual ao mundo da prática dentária com o objetivo de substituir os articuladores mecânicos e evitar assim os erros e limitações destes últimos. Combinada com a tecnologia cad/cam, esta ferramenta oferece um grande potencial no planeamento de implantes dentários, uma vez que permite uma maior precisão e uma menor duração do tratamento.[6,7]

UTILIZAÇÕES DO FACEBOW

- Permite uma utilização mais exacta dos pontos de rotação laterais para a disposição dos dentes.

- Ajuda a assegurar o posicionamento antero-posterior do molde em relação aos côndilos. É estabelecido um plano horizontal correto.

- O registo de transferência do arco facial é uma parte integrante da análise e estudo da oclusão dos dentes naturais.

- Por conseguinte, o plano dos incisivos também é corretamente estabelecido e, finalmente, ajuda no posicionamento vertical dos moldes nos articuladores.

- Deve ser utilizado para montar o molde superior em qualquer articulador que tenha um eixo de abertura fixo.[2]

CLASSIFICAÇÃO DO ARCO FACIAL

Com base na localização arbitrária da posição da dobradiça -

1. **Arco facial arbitrário** ☐

   Tipo de painel frontal ☐

   Tipo de auricular ☐

   Arco facial de Hanau (arco de mola) ☐

   Slidematic (Denar) ☐

   Laço em espiral ☐

   Mistura para bater

2. **Com base na localização exacta e precisa da posição da dobradiça**

   Arco cinemático ou de charneira

3. **Baseado na realidade virtual -**

   Arcos faciais virtuais

PARTES DO ARCO FACIAL

- Estrutura em forma de U

- Hastes condilares

- Morder o garfo

- Dispositivo de bloqueio

- Marcador do terceiro ponto de referência

U-MOLDURA MOLDADA

Forma a estrutura principal do arco facial. Todos os outros componentes estão ligados a esta estrutura. Estende-se da região da ATM de um lado para o outro sem entrar em contacto com a face

VARAS DE CONDILAR

Duas pequenas hastes metálicas de cada lado da extremidade livre da estrutura em forma de U que entram em contacto com a pele sobre a ATM. São utilizadas para localizar o eixo da dobradiça e depois transferi-lo para o articulador. Alguns arcos faciais têm peças auriculares que se encaixam no meato auditivo externo em vez de hastes condilares

MORDIDA GARFO

Placa em forma de "U", que é fixada nos aros oclusais, utilizada para registar a relação de orientação. É fixada à estrutura com a ajuda de uma haste chamada haste. O garfo de mordida deve ser inserido cerca de 3 mm abaixo da superfície oclusal, dentro do rebordo oclusal.

DISPOSITIVO DE BLOQUEIO

Esta parte do arco facial ajuda a fixar firmemente a forquilha de mordida à estrutura em forma de U, depois de registar a relação de orientação. Também apoia o arco facial, os aros oclusais e os moldes durante a articulação. É constituído por uma haste de transferência e uma haste transversal. A estrutura em forma de U é fixada à haste de transferência vertical. A posição desta haste de transferência pode ser bloqueada com um parafuso de polegar. A barra transversal horizontal liga a barra de transferência à haste da forquilha de mordida. Depois de posicionar a estrutura em U e a forquilha de mordida, a haste transversal horizontal é posicionada. Pode ser posicionada automaticamente, ligando-a à haste de transferência e à forquilha de mordida e batendo-lhe. Este tipo de montagem, em que a barra transversal é posicionada automaticamente quando batida, é uma montagem de auto-ajuste ou auto-centragem.

MARCADOR DO TERCEIRO PONTO DE REFERÊNCIA

É utilizado para orientar o conjunto do arco facial para um ponto de referência anatómico na face, juntamente com os dois pontos de referência condilares. Varia consoante os diferentes arcos faciais, por exemplo, ponteiro orbital - orbitale, peça do nariz - Nasion, etc.[8]

<u>REGISTOS DE FACEBOW</u>

<u>Taking a face bow record</u>

- Seating the patient
- Marking the points for condylar position
- Attach fork to occlusal rims
- Placing the frame of face bow
- Reading on condylar rod scales are made equivalent
- Anterior reference point is recorded
- Fork is tightened to frame
- Face bow is removed and record transferred to articulator

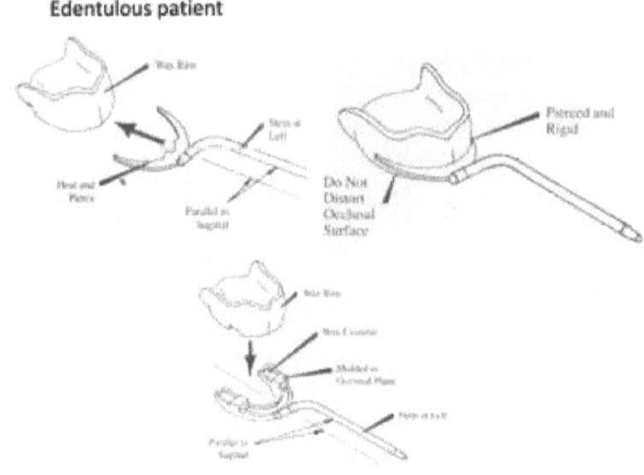

Figura 1

2. Bow preparation

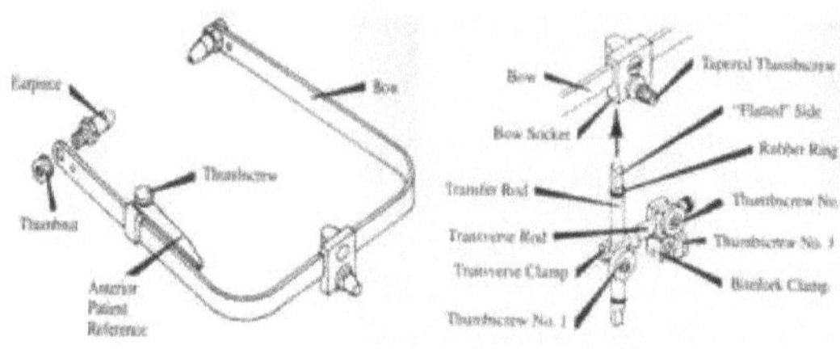

Figura 2

3. PATIENT APPLICATION

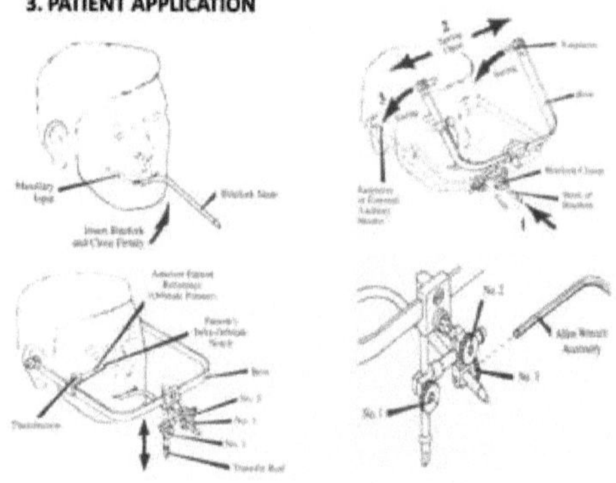

Figura 3

MOUNTING ON
ARTICULATOR

Fig. 4

Direct mounting
Auditory Pins
Earpiece

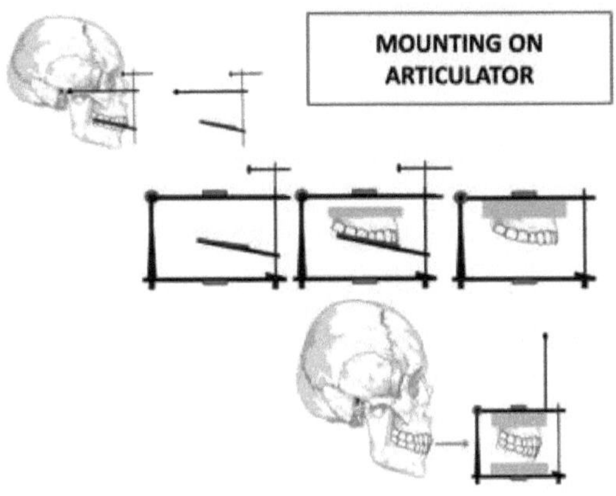

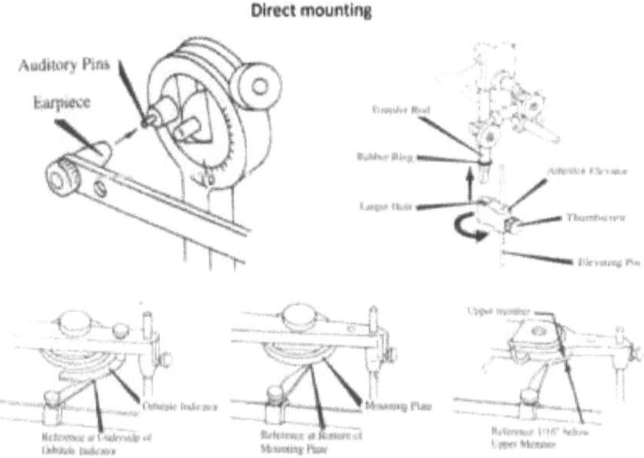

Fig. 5

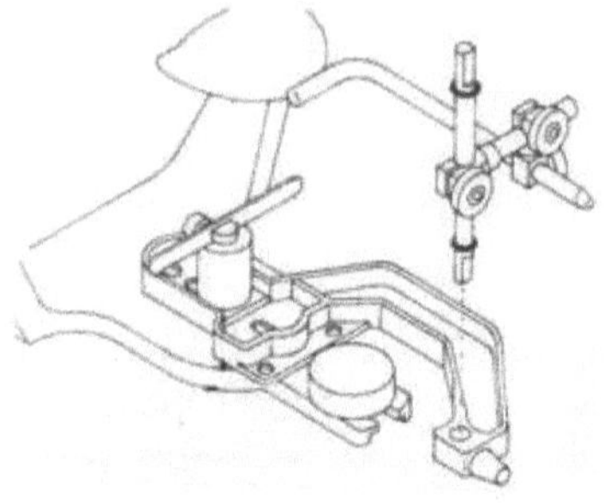

Fig. 6

PONTOS DE REFERÊNCIA ANTERIORES E SEU SIGNIFICADO

A orientação do molde maxilar num articulador é uma parte crucial de várias técnicas utilizadas em medicina dentária. Os seus objectivos primários são o restabelecimento da oclusão numa forma e posição bem controladas dos dentes. O molde maxilar no articulador é a linha de base a partir da qual todas as relações oclusais começam, e deve ser posicionado no espaço através da identificação de três pontos de orientação diferente que não podem estar na mesma linha.[1-3] O plano é formado por dois pontos situados posteriormente aos maxilares e um ponto situado anteriormente a eles. O plano horizontal de referência é o plano estabelecido na face do paciente por um ponto de referência anterior e dois pontos de referência posteriores, a partir dos quais são efectuadas as medições dos determinantes anatómicos posteriores da oclusão e do movimento mandibular. Ponto de referência anterior é o ponto localizado no centro da face que, juntamente com dois pontos de referência posteriores, estabelece um plano de referência. Enquanto que os pontos de referência posteriores estão localizados um de cada lado da face na área do eixo horizontal transversal, que, juntamente com um ponto de referência anterior, estabelecem o plano de referência horizontal.[4-8]

Significado clínico da transferência do registo do arco facial

Se o molde maxilar for posicionado sem a -relação correta entre o -eixo da maxila e a articulação-, ocorrerão arcos de movimento no articulador que diferem dos do paciente. Além disso, a autenticação da posição espacial do molde mandibular, utilizando registos interoclusais feitos em dimensões verticais aumentadas da oclusão, não será fácil, a menos que os registos subsequentes tenham a mesma espessura. Uma oclusão que é restaurada para um arco de fecho ou eixo de abertura incorreto pode ter contactos interceptivos e deflectivos dos dentes no -movimento -de fechamento gengival-, se houver alterações subsequentes na dimensão vertical da oclusão. Os contactos deflectivos também podem estar presentes em movimentos laterais funcionais e parafuncionais desde o momento em que a restauração é inicialmente inserida. Estes contactos são indesejáveis em oclusões naturais ou artificiais e podem contribuir para o trauma periodontal, espasmo muscular e dor na ATM.[9,10]

Papel prognóstico dos pontos de referência anteriores

A seleção do ponto anterior do plano espacial triangular determina qual o plano na cabeça que se tornará o plano de referência quando a prótese estiver a ser fabricada. Quando são utilizados três pontos, a posição pode ser repetida, de modo a que diferentes moldes maxilares do mesmo doente possam ser posicionados no articulador na mesma posição relativa às -guias de controlo final-. Também determina o nível a que os moldes são montados, o que governa o futuro fator estético relacionado com a visibilidade da prótese do doente.[10,11]

Vários pontos de referência anteriores

A seleção exacta do ponto de referência é um passo muito importante nos procedimentos de reabilitação oral e maxilofacial. Deve ter-se um conhecimento profundo dos seguintes pontos anteriores e da justificação para a seleção de cada um[12] [Figura 1].

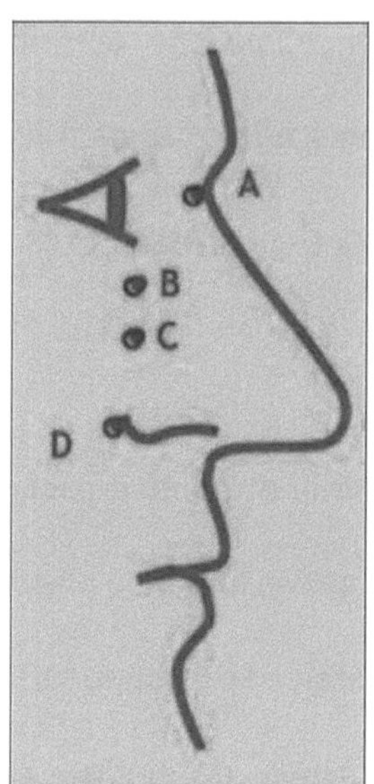

- Orbitale (B) Localizada pelo arco facial de Hanau com a ajuda do ponteiro orbital

- Orbitale menos 7 mm. (C) Este plano representa o plano de Frankfort

- Nasion (A) menos 23mm Utilizado com arco facial de montagem rápida (Whip mix)

- Ala do nariz (D) Este plano representa o plano dos campistas

- 43 mm superior do bordo inferior do lábio superior/incisivo lateral (localizador do plano de referência Denar/ artexímetro).

- Borda incisal mais o ponto médio do articulador até ao eixo do articulador: Distância do plano horizontal 6

Orbitale

O ponto orbital é o ponto mais baixo do rebordo infraorbitário do crânio, que pode ser palpado no doente através dos tecidos sobrejacentes e da pele. Um ponto orbital e os dois pontos posteriores que determinam o eixo horizontal de rotação definem o plano orbital.[11]

Implicações clínicas de "Orbitale"

A órbita e os dois pontos de referência posteriores que definem o plano são transferidos do doente para o articulador com o arco facial-. O articulador deve ter um guia indicador orbital. A relação dos maxilares com este plano irá baixar ligeiramente o molde maxilar em relação à posição que seria estabelecida se fosse utilizado o plano horizontal de Frankfort. Na prática, o -plano -axial-orbital -é utilizado devido à facilidade de localizar a marcação orbital e porque o conceito é fácil de ensinar e compreender. A órbita é transferida do doente para este guia através do ponteiro orbital no braço transversal anterior do arco -facial[11-13] [Figura 2]

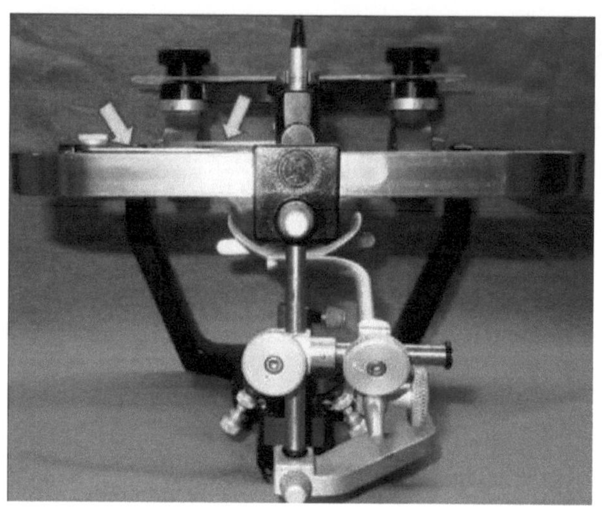

Método alternativo

O -próprio arco facial -é elevado até ao -plano -axio-orbitário -do doente. Um braço metálico ligado à base do registo maxilar é rigidamente fixado por gesso num copo que também se liga a um braço de suporte vertical no arco facial -e, subsequentemente, a um braço de suporte vertical no articulador. A relação destes dois braços de suporte vertical com a linha de articulação é idêntica. Por conseguinte, a base de registo, que está rigidamente fixada à fixação do braço vertical, pode ser transferida do doente para o articulador. Isto relacionará o molde maxilar -com o plano -axio-orbital -ou com qualquer outro plano com o qual o arco facial -esteja em paralelo no doente.

Orbitale menos 7 mm

O plano horizontal de Frankfort passa através dos poros e de um ponto orbital. Uma vez que o porion é um ponto de referência esquelético, Sicher' recomendou a utilização do ponto médio do bordo superior do meato auditivo externo como ponto de referência craniano posterior num doente.

A maioria dos articuladores não tem um ponto de referência para esta marca. A compensação recomendada para esta discrepância é marcar o ponto de referência anterior 7 mm abaixo da orbitale no paciente ou posicionar o ponteiro orbital 7 mm acima do indicador orbital do articulador.

Mais tarde, Bergstrom desenvolveu o articulador Arcon que compensa automaticamente este erro colocando o índice orbital 7 mm mais alto do que o eixo horizontal condilar. Em qualquer uma das técnicas, o plano horizontal de Frankfort do doente torna-se o plano horizontal de referência no articulador.[5]

Násio menos 23 mm

Este ponto de referência é amplamente utilizado com o arco facial Whip Mix. O násio pode ser localizado aproximadamente na cabeça como a parte mais profunda da depressão da linha média, logo abaixo do nível das sobrancelhas. A guia do násio, ou posicionador, ou relator do arco facial Quick Mount-, que é especialmente projetado para ser usado com o -Articulador -WhipMix-, se encaixa nessa depressão. Esse relator de násio pode ser movido apenas num movimento para dentro e para fora e não para cima e para baixo, a partir de sua fixação na -barra transversal -do arco facial-. A barra transversal situa-se 23 mm abaixo do ponto médio do posicionador do násio. Quando o arco facial -é posicionado anteriormente pelo relator do násio, a barra transversal estará na região aproximada da orbitale. [11-15]

A -barra transversal do arco facial -e não o relator do násio é o localizador real do ponto de referência anterior. Ao fazer a -transferência do arco facial, a barra transversal do arco facial -suporta a estrutura superior do -articulador -WhipMix-. A superfície inferior da estrutura está no mesmo plano que os pontos de articulação do articulador. A partir disso, pode-se concluir que o arco facial de montagem rápida -usado com o -articulador -WhipMix -emprega um plano -axio-orbital- aproximado. É por isso que a localização do ponto orbital com este método depende em grande parte do grande relator do násio, das caraterísticas morfológicas do entalhe do násio e da inconsistência -da medição do násio-orbital -de 23 mm no paciente.[15-17]

Borda incisal mais ponto médio do articulador até à -distância do plano axisorizontal do articulador

Uma posição razoável e consistente para os moldes principais no articulador seria aquela que posicionaria o plano de oclusão próximo do -plano médio horizontal -do articulador. Qualquer desvio ou divergência em relação a este esquema pode posicionar os moldes altos ou baixos em relação aos braços superiores e inferiores do instrumento.[14,18] O efeito global deletério destas posições pode ser a imprecisão e a imprecisão das relações oclusais devido a alterações dimensionais nos produtos de gesso utilizados para -fins de articulação do molde-. -De acordo com este conceito, -mede-se -a distância entre o -plano -médio-horizontal do articulador -e o -plano -axisorizontal do articulador-.

Esta mesma distância é medida acima das bordas incisais existentes ou aplainadas no paciente, e o seu ponto mais alto é marcado como o ponto de referência anterior na face. Este ponto pode ser registado para utilização futura, medindo verticalmente para baixo a partir do canto interno do olho e registando esta medida. O canto interno do olho é utilizado porque é um ponto de referência acessível e imutável na cabeça. Deve ser documentado que este método não relaciona o plano de Frankfort ou o -plano axisorbital -paralelo ao plano horizontal. Além disso, apenas os bordos incisais ou a porção mais anterior do plano oclusal estarão a meio caminho entre os braços do articulador superior e inferior.[19,20]

Ala do nariz

Na maioria das técnicas convencionais de prótese completa, é imperativo tornar o plano oclusal provisório ou atual paralelo ao plano horizontal. Esta relação pode ser alcançada como uma linha desde a asa do nariz até ao centro do meato auditivo, que descreve a linha de Camper. Um método alternativo para estabelecer esta relação é fazer um rebordo de oclusão em cera paralelo à linha de Camper na face. A localização pretendida para o bordo incisal maxilar deve ser marcada no rebordo de oclusão de cera como passo inicial na determinação do plano oclusal. Isto assegura, de facto, que o plano oclusal provisório não será demasiado alto ou baixo.[11,15]

Seleção do ponto de referência anterior: Considerações práticas A seleção do ponto de referência anterior correto é altamente subjectiva, o que exige uma atenção especial durante a sua seleção. Uma seleção bem concebida e precisa do ponto de referência anterior permitirá que o dentista visualize claramente os dentes anteriores e a oclusão no articulador no mesmo quadro de referência que seria usado quando se olha para o doente. O objetivo é normalmente conseguir uma aparência natural na forma e na posição dos dentes anteriores. A articulação do molde maxilar em relação ao plano horizontal de Frankfort permite atingir este objetivo.[20-24] Quando este plano de referência é utilizado, os dentes serão vistos como se o paciente estivesse numa posição postural normal, com os olhos a olhar para a frente. Um dilema muito comum ocorre entre o dentista e os técnicos de laboratório quando aplicam diferentes objectivas ao mesmo doente.

O dentista pode muito bem ter posicionado o molde maxilar em relação ao plano horizontal de Frankfort ou ter usado um dos outros pontos de referência anteriores mais superiores.[25-27] O pessoal do laboratório pode então proceder ao estabelecimento do plano oclusal paralelo à horizontal ou paralelo aos braços do articulador superior e inferior. O resultado será um plano oclusal que desce de anterior para posterior quando colocado na boca do paciente. As consequências das circunstâncias contrárias também serão desvantajosas para o doente. A linha de Camper pode ser utilizada como referência para a articulação do molde maxilar. [11,15]

O técnico de laboratório pode então dispor os dentes anteriores e o plano oclusal como se o plano horizontal de Frankfort estivesse a ser utilizado. O resultado será um plano oclusal que se eleva severamente de anterior para posterior na boca do paciente e dentes anteriores superiores que podem estar excessivamente posicionados lingualmente. A seguinte técnica pode ser utilizada como -opção alternativa mais cómoda, prática e menos demorada-: [28-31]

- Se -for utilizado o plano de referência linear horizontal do Camper-, levantar a parte de trás do articulador para obter o efeito da montagem do plano horizontal de Frankfort

- Se for utilizada a referência do plano horizontal de Frankfort, elevar a parte anterior do articulador para obter o efeito de paralelismo do plano oclusal e da linha de Camper com a

horizontal.

PONTOS DE REFERÊNCIA POSTERIORES E SEU SIGNIFICADO

Qualquer reabilitação oclusal garante a orientação dos maxilares em relação à base do crânio para restaurar a forma e a função corretas.[1] O maxilar é posicionado espacialmente através da identificação de três pontos diferentes para obter um plano com a ajuda de um arco facial.[2,3] O plano de referência horizontal é estabelecido por pontos de referência anteriores e posteriores, a partir dos quais são estabelecidos os determinantes oclusais posteriores e os movimentos mandibulares.[4–7] Anteriormente, um ponto de referência está localizado no meio da face e, posteriormente, os pontos de referência são traçados um de cada lado da face na área do eixo horizontal transversal.[8] O eixo da dobradiça é uma linha imaginária que liga o centro de rotação do côndilo mandibular direito e esquerdo.[4,5,9–11]

Significado clínico

Significado da localização do eixo da dobradiça:

- Permite transferir o eixo de abertura dos maxilares para o do articulador e simular o mesmo arco de fecho que o da boca do paciente. [9]

- Utilizado no diagnóstico e planeamento do tratamento de modelos de estudo montados. [4]

- Ajuda no posicionamento correto dos gessos em relação ao eixo intercondilar. [4]

- O eixo da dobradiça é o início dos movimentos laterais da mandíbula.

- A alteração da dimensão vertical é possível no articulador.

- Para orientar o maxilar e determinar o ponto de partida para os movimentos funcionais do maxilar, os pontos de referência posteriores são importantes para localizar corretamente o eixo da charneira.

A seleção de três pontos no espaço, cujo plano será designado por plano de referência durante o fabrico de uma prótese.[13,14] Muitos autores criaram vários pontos de referência e, para simplificar o processo de estudo, classificámos os pontos de referência posteriores com base na anatomia e na precisão.[10,15–17]

mandíbula.[2]

- Verificar a exatidão de dois registos centrados.[12]

Papel dos pontos de referência posteriores

Baseado em Anatomia do Trago da Orelha (TE)

O trago da orelha é uma referência anatómica comummente utilizada.8,10,12,17,18

A Tabela 1 resume o ponto de referência posterior com base na anatomia do tragus.

Table 1: Posterior references points with reference to tragus of the ear

Tragal reference	Author/articulator
Superior border	Winkler, Swenson
Superior border	Simpson
Center of tragus	Beyron
Middle and posterior border	Weinberg
Posterior margin	Shallhorn and Beck, Brandrup-Wongsen
Posterior and superior border	Bergstorm, Denar
Apex of tragus	McGregor
Base of tragus	Lundeen

- Simpson-11 mm antes do bordo superior do tragus na linha do campista17 (Fig. 1).

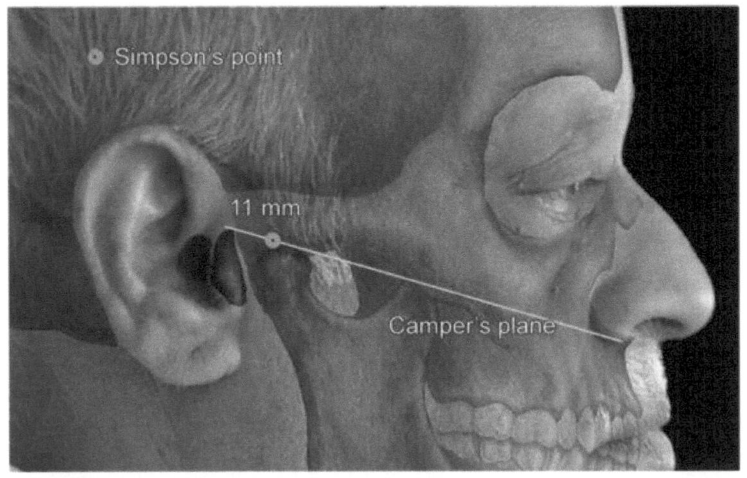

- Beyron-13 mm anterior à margem posterior do tragus na linha
que vai do centro do tragus ao canto externo do olho8,17 (Fig. 2).

- Weinberg-11-13 mm antes da linha de referência traçada a partir
do bordo médio e posterior do tragus8 (Fig. 2).

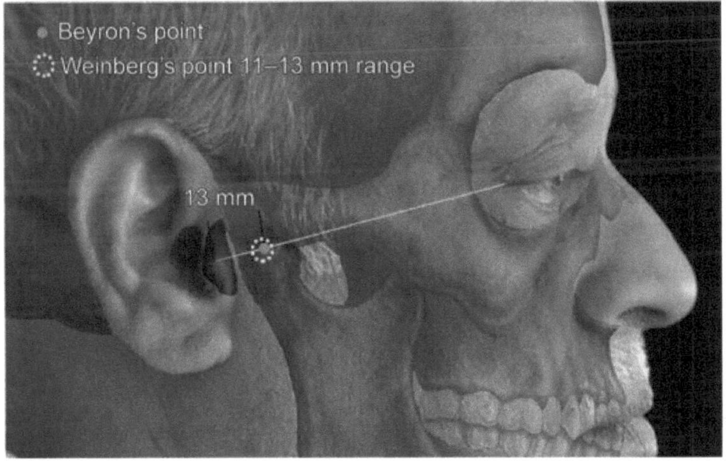

- Brandrup-Wognsen-12 mm anterior ao ponto mais proeminente da borda posterior do tragus16,19 (Fig. 3).

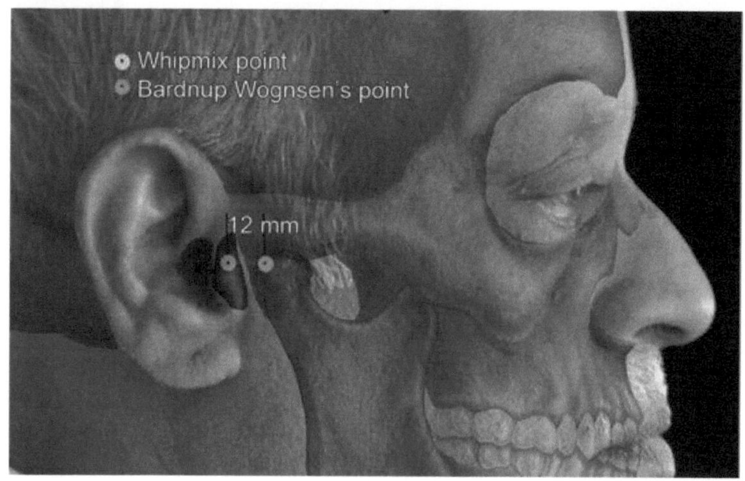

- Schallorn-13 mm desde a margem posterior do tragus até ao canto17 (Fig. 4).

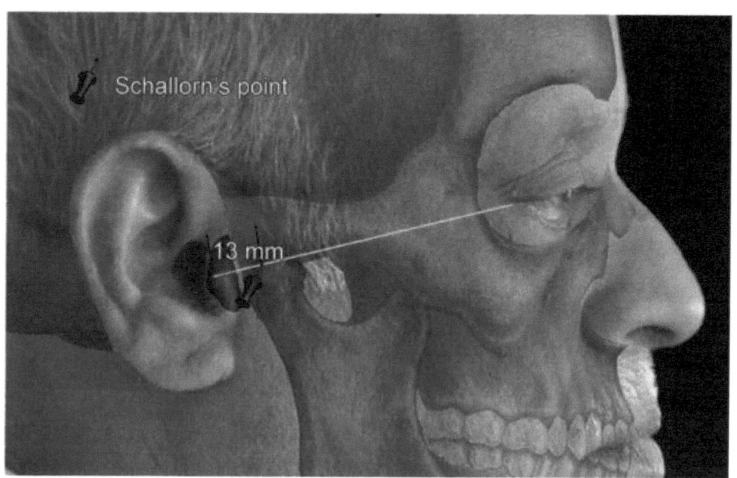

- Bergstrom-10 mm anterior ao centro da inserção esférica do arco

facial do indivíduo e 7 mm abaixo do plano de Frankfort17 (Fig.

5).

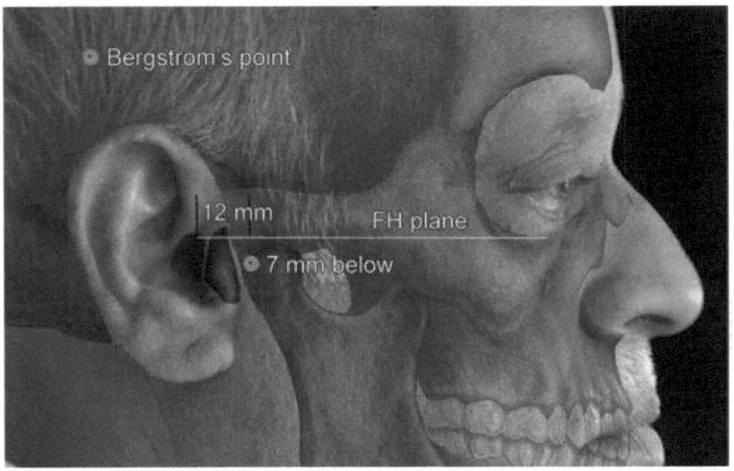

- Denar-12 mm anterior ao bordo posterior do tragus e 5 mm

inferior à linha que vai do bordo superior do tragus ao canto

externo do olho10 (Fig. 6).

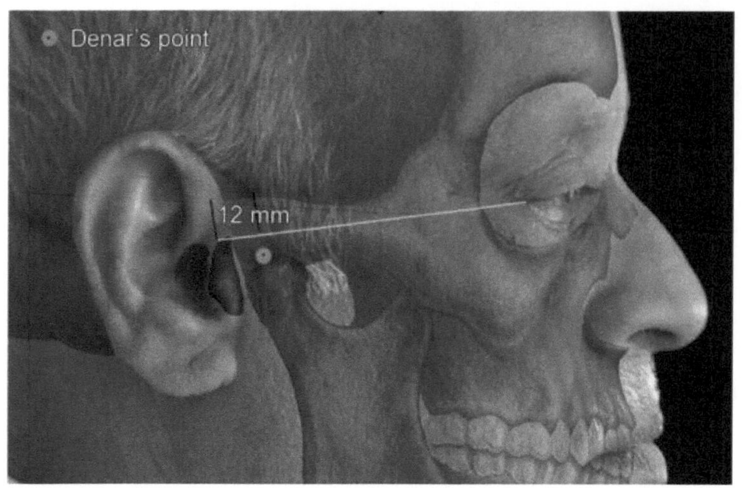

- Lundeen-13 mm antes do trago, numa linha que vai da base do trago ao canto externo do olho.17

O meio do trago é quase paralelo à linha ala tragal, entre as referências ala tragal geralmente sugeridas. Das sete referências tragais, a linha ala tragal era paralela ao plano oclusal em 41,5% das situações em que se escolheu o bordo superior e médio do trago. Também o bordo inferior continuou a ser uma referência fraca.

Baseado na Anatomia do Meato Acústico Externo (MAE) O meato auditivo externo é outra localização anatómica para traçar o eixo da dobradiça. A Tabela 2 resume os pontos de referência posteriores com base no MAE.20

Position of EAM	Author/articulator
Center	Lauritzen and Bonder
Anterior wall	Whipmix
Superior margin	Prothero
Anterior margin	Gysi

- Lauritzen e Bodner identificaram um ponto 12 mm anterior ao meio do MAE e 2 mm inferior ao porion16 (Fig. 7).

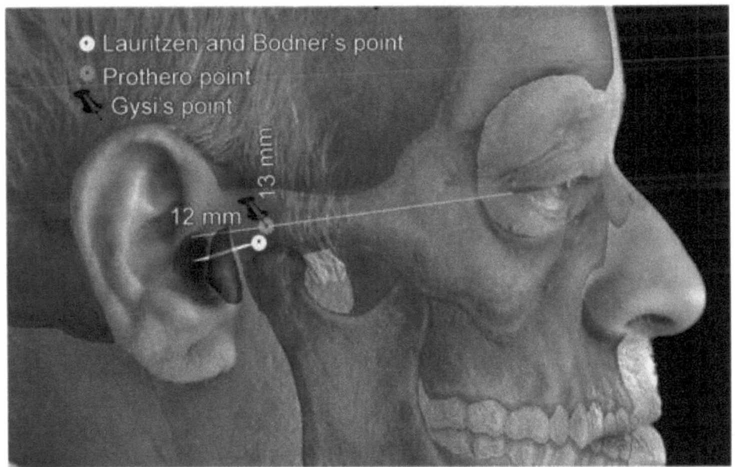

- O articulador Whip Mix estava de acordo com o desenho do arco auricular. No sentido ântero-posterior, na parede anterior do MAE, e no sentido súpero-inferior, ao nível do ponto mais proeminente da borda posterior do tragus21 (Fig. 3).

- Prothero encontrou um ponto numa linha que vai da margem superior do MAE ao canto externo do olho, intersectando uma linha 13 mm anterior ao bordo anterior do MAE, de acordo com o marcador condilar de Richey16 (Fig. 7).

- O ponto de Gysi é 13 mm anterior à margem anterior do MAE, na linha que vai da margem superior do MAE ao canto externo do olho17,22 (Fig. 7).

Com base na exatidão da localização dentro de 5 mm

Raio A Tabela 3 resume a precisão da localização dos pontos de referência posteriores dentro de 5 mm da verdadeira posição do eixo da dobradiça.[10,15,17,23]

Table 3: Accuracy of posterior reference points within 5 mm radius

Investigator	*Accuracy (%)*
Scallhorn	95
Beyron	87
Lauritizen and Bodner	33
Tetruck and Lundeen	33
Walker	20
Palik, Nelson, and White	50

- Chifre de vieira-95% dos pontos de eixo estão localizados 13 mm antes da margem posterior do tragus na linha tragus-canthus.15

- Beyron - cerca de 87% e Lauritizen e Bodner - cerca de 33% de exatidão em relação ao eixo verdadeiro. Teteruck e Lundeen obtiveram resultados semelhantes. [17]

- Walker-20% dos pontos de eixo verdadeiros foram localizados dentro de 5 mm.10,24

- Palik, Nelson e White-92% das vezes o eixo arbitrário estava localizado anteriormente ao eixo da dobradiça terminal.23

TERCEIRO PONTO DE REFERÊNCIA E O SEU SIGNIFICADO

Para o efeito, é utilizada uma transferência face-arco, utilizando um ponto de referência anterior, tal como recomendado pelo sistema de articulador específico.[2] O terceiro ponto de referência utilizado para o método de transferência face-bow inclui o orbitale, o nasion, a asa do nariz e um ponto (Guichet's) medido a 43 mm acima do bordo incisal do incisivo lateral na asa lateral do nariz [Figura 1a]. Os planos de referência que utilizam o plano orbital (plano horizontal de Frankfurt) e a asa do nariz (plano de Camper) como terceiro ponto de referência resultam em posições anormalmente íngremes ou pouco profundas do molde maxilar[3]. A posição do molde resultante tem um impacto no valor de orientação condilar e pode resultar em valores de orientação condilar altos ou baixos, dependendo do plano de referência utilizado. O "plano de referência horizontal médio-facial" de Guichet está localizado entre o plano horizontal de Frankfurt e o plano de Camper. Este plano oferece uma vantagem ao desacoplar os planos de referência que utilizam a anatomia variável do paciente e, em vez disso, baseia-se em dimensões predefinidas do articulador.[3-5]

Alternativamente, a aplicação da teoria de oclusão de Bonwill na montagem dos moldes do paciente parece simples e fácil de utilizar. A caraterística de design do articulador Artex inclui um triângulo de Bonwill com um comprimento de perna de 100 mm que liga os pontos médios condilares direito e esquerdo com o ponto incisal. O triângulo forma um ângulo de 25° (ângulo de Balkwill) com o plano oclusal [Figura 1b], que se abre na direção posterior do articulador.[3]

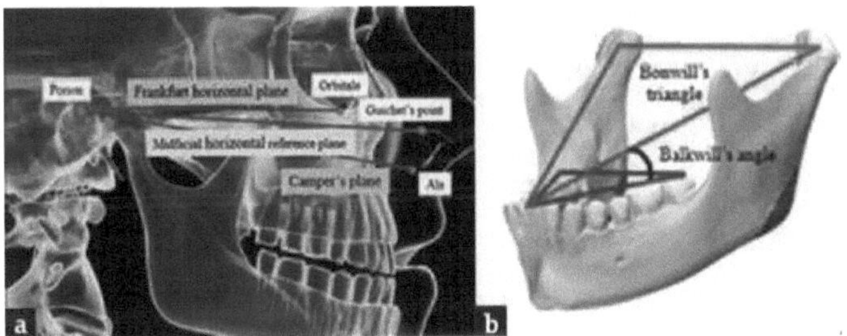

O posicionamento dos moldes maxilares varia consoante o tipo de plano de referência utilizado, o que tem impacto no valor da orientação condilar.[2-4] Não há evidências suficientes na literatura atual para embasar estudos envolvendo planos de referência horizontais médio-faciais (ponto de Guichet) e o impacto na orientação condilar. Assim, o objetivo do estudo foi estudar os valores médios da orientação condilar através dos métodos radiográfico, facebow transfer e Bonwill. A hipótese nula do presente estudo é que não há diferença nos valores de orientação condilar de pacientes dentados utilizando os métodos de traçado radiográfico, facebow transfer (ponto de Guichet) e Bonwill.

<u>MÉTODO DE TRANSFERÊNCIA FACEBOW</u>

É medida uma distância de 43 mm a partir do bordo incisal do incisivo lateral superior direito e marcada com um lápis indelével na asa lateral do nariz [Figura 2a]. Esta marcação representa o ponto de referência anterior de Guichet.[3] A transferência do cotovelo facial foi efectuada com uma mesa de transferência e cotovelo facial Artex rotofix modificada (Girrbach dental systems, Alemanha) que incorpora um mecanismo ajustável em altura [Figura 2b]. O articulador foi colocado em zero e o molde principal maxilar foi montado no articulador semi-ajustável (Artex Type AR, Girrbach dental systems, Alemanha) utilizando um suporte indireto. O molde mandibular foi então montado em máxima intercuspidação. O registo inter-oclusal protrusivo foi feito usando material de registo de mordida de polissiloxano de vinil (Imprint, 3M ESPE, EUA) [Figura 2c] e o articulador foi programado para obter valores de orientação condilar nos lados direito e esquerdo [Figura 2d].

Método de traçado radiográfico O articulador foi ajustado para uma protrusão de 6 mm através do ajuste do elemento condilar e foi fabricado um gabarito [Figura 2d] utilizando um composto de bastão verde (DPI Pinnacle, Índia) com os dentes posteriores fora de contacto.[6] Foi colocada uma ponta de chumbo sobre o terceiro ponto de referência, marcado durante a transferência do arco facial, e mantida no lugar com fita adesiva. Foi efectuado um cefalograma lateral (máquina de cefalograma digital lateral, Planmeca Proline XC, Alemanha) com os dentes do indivíduo em máxima intercuspidação e 6 mm de protrusão [Figura 2e]. Sobre os dois cefalogramas laterais foi colado papel vegetal fosco de acetato e o plano horizontal foi estabelecido traçando-se uma linha ligando o anel auditivo (porion) ao ponto de chumbo, indicando o terceiro ponto de referência. Foram traçados os contornos dos côndilos direito e esquerdo e marcados os centros de cada côndilo. Os traçados foram então sobrepostos; os centros dos côndilos direitos foram unidos com uma linha reta e estendidos até intersectarem o plano de referência horizontal [Figura 2f]. Os centros dos côndilos esquerdos foram unidos pela linha pontilhada e estendidos até encontrar o plano horizontal.[7] O ângulo formado pela intersecção dos centros dos côndilos com o plano horizontal foi anotado como o valor de orientação condilar para os lados direito e esquerdo correspondentes.

Método de Bonwill Os moldes maxilar e mandibular foram removidos da montagem anterior e o articulador foi novamente colocado em zero. O molde mandibular foi montado no articulador de modo a coincidir com o ângulo de Balkwill (26°) [Figura 2g], conforme incorporado no fabrico do articulador.[3] O molde maxilar foi então montado na intercuspidação maxilar [Figura 2h]. O registo interoclusal feito anteriormente foi colocado entre as superfícies oclusais dos moldes maxilar e mandibular e a programação do articulador foi feita para obter valores de orientação condilar tanto do lado direito como do lado esquerdo.

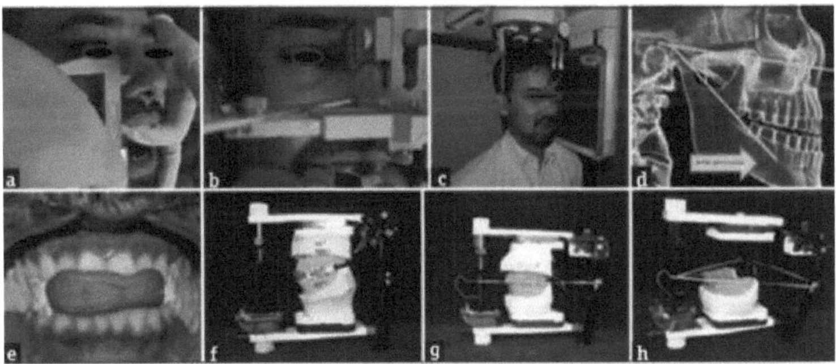

Análise estatística

A estatística descritiva foi efectuada com recurso ao software SPSS (Versão 17.0 Illinois, Chicago, EUA). Os valores obtidos para a orientação condilar protrusiva por duas montagens diferentes e os traçados radiográficos foram comparados usando ANOVA de uma via e o teste U de Mann-Whitney. Análise estatística A estatística descritiva foi efectuada utilizando o software SPSS (Versão 17.0 Illinois, Chicago, EUA). Os valores obtidos para a orientação condilar protrusiva por duas fixações diferentes e os traçados radiográficos foram comparados utilizando ANOVA de uma via e o teste U de Mann-Whitney. Análise estatística A estatística descritiva foi efectuada utilizando o software SPSS (Versão 17.0 Illinois, Chicago, EUA). Os valores obtidos para a orientação condilar protrusiva por duas fixações diferentes e os traçados radiográficos foram comparados utilizando ANOVA de uma via e o teste U de Mann-Whitney.

Os valores obtidos pelo método radiográfico ($51,36° \pm 9,2°$ para o lado direito e $51,27° \pm 7,6°$ para o lado esquerdo) foram superiores ao método facebow transfer ($45° \pm 4,5°$ para o lado direito e $44,55° \pm 6,1°$ para o lado esquerdo) e ao método de Bonwill ($23,18° \pm 6,8°$ para o lado direito e $23,18° \pm 8,2°$ para o lado esquerdo) e foram estatisticamente significativos (p < 0,001) [Tabelas 1 e 2]. Os valores médios obtidos para a orientação condilar no sexo masculino foram ligeiramente superiores aos do sexo feminino nos três métodos [Tab. 3]. Houve significância estatística para o método de Bonwill (p < 0,05), enquanto não houve significância estatística para o método radiográfico (p > 0,05) e para o método de transferência do arco facial (p > 0,05). Os valores obtidos para o lado direito foram ligeiramente superiores aos valores registados no lado esquerdo no método radiográfico, no método facebow transfer e no método de Bonwill. Os achados não foram estatisticamente significativos (p > 0,05).

Table 1: Comparison of right side condylar guidance (degrees) using one way ANOVA test

Method	n	Minimum	Maximum	Mean	SD	95% CI	F	P
Radiographic method	11	35.00	65.00	51.36	9.21	45.17-57.55	47.67	<0.001*
Facebow transfer method	11	40.00	50.00	45.00	4.47	41.99-48.02		
Bonwill method	11	15.00	35.00	23.18	6.80	18.60-27.75		

n=subjects; SD - Standard Deviation; *Sig - Significance; CI-Confidence Interval

Table 2: Comparison of left side condylar guidance (degrees) using one way ANOVA test

Method	n	Minimum	Maximum	Mean	SD	95% CI	F	P
Radiographic method	11	40.00	65.00	51.27	7.6	46.16-56.38	43.97	<0.001*
Facebow transfer method	11	30.00	55.00	44.54	6.10	40.44-48.64		
Bonwill method	11	10.00	35.00	23.18	8.14	17.70-28.65		

n=subjects; SD - Standard Deviation; *Sig - Significance; CI-Confidence Interval

Table 3: Comparison of condylar guidance (degrees) among males and females using Mann-Whitney U test

Method	Males		Females		Z	P
	Mean	SD	Mean	SD		
Radiographic method	54.20	8.86	48.91	7.46	0.91	0.42
Facebow transfer method	45.00	3.06	44.58	5.79	0.18	0.93
Bonwill method	28.50	5.47	18.75	5.64	2.21	0.03*

SD - Standard Deviation; *Significant

A principal preocupação subjacente à restauração ou conceção de uma oclusão é a harmonia entre as superfícies de oclusão dos dentes e a musculatura peri-oral. A posição intercuspal (ICP) é um aspeto importante que deve ser considerado. Os dentes exercem a força máxima no final de um ciclo mastigatório, para estabilizar a mandíbula, resultando assim numa mastigação adequada.[8] Por conseguinte, ao efetuar a restauração, é muito importante uma intercuspidação adequada. A orientação condilar é um fator essencial que deriva diretamente da medição anatómica do paciente. Os valores registados devem ser precisos, e o método de registo que fornece os valores mais próximos do doente resulta num melhor resultado da prótese.[9-11] Assim, no presente estudo foi efectuada uma comparação para verificar se os métodos clínicos se desviam dos valores do método de traçado radiográfico. Uma morfologia precisa da eminência articular e dos pontos de referência anatómicos pode ser identificada em telerradiografias laterais, de modo a desenhar planos de referência numa única imagem.[12] No método de transferência facebow, o molde mestre do indivíduo foi montado no articulador semi-ajustável com uma transferência facebow, utilizando o ponto de Guichet como terceiro ponto de referência.[1,3] O método de Bonwill utilizado na comparação consistiu em montar os moldes do sujeito em valores médios. Os valores obtidos pelo método do cotovelo facial no presente estudo foram ligeiramente inferiores aos valores do método radiográfico, e os resultados foram estatisticamente significativos. Os estudos anteriores de vários pesquisadores[7,13-15] relataram que os valores obtidos pelos métodos clínicos foram inferiores aos estabelecidos pelo método radiográfico. A diferença nos valores de orientação condilar pode ser atribuída ao papel ativo do disco articular, ligamentos e músculos, e à sincronização neuromuscular que controla os movimentos do côndilo. imagem.[12]

No método de transferência facebow, o molde mestre do sujeito foi montado no articulador semi-ajustável com uma transferência facebow, usando o ponto de Guichet como terceiro ponto de referência.[1,3] O método de Bonwill utilizado na comparação consistiu em montar os moldes do sujeito em valores médios. Os valores obtidos pelo método do cotovelo facial no presente estudo foram ligeiramente inferiores aos valores do método radiográfico, e os resultados foram estatisticamente significativos. Os estudos anteriores de vários pesquisadores[7,13-15] relataram que os valores obtidos pelos métodos clínicos foram inferiores aos estabelecidos pelo método radiográfico. A diferença nos valores de orientação condilar pode ser atribuída ao papel ativo do disco articular, ligamentos e músculos, e à sincronização neuromuscular que controla os movimentos do côndilo.

No presente estudo, os valores de orientação condilar obtidos utilizando o ponto de Guichet como terceiro ponto de referência (45° ± 4,5° para o lado direito e 44,55° ± 6,1° para o lado esquerdo) são semelhantes aos valores obtidos pelas fixações de Hanau 158 (46-5°).[16] Os autores compararam os valores de orientação condilar utilizando registos interoclusais protrusivos após a transferência do cotovelo facial em diferentes planos de referência e obtiveram uma diferença significativa. Os autores concluíram que o articulador Denar Mark II forneceu os valores mais elevados de inclinação da guia condilar e os mais baixos foram obtidos com o articulador Hanau 158. Outro estudo cefalométrico[7] da Índia comparou quatro pontos de referência anteriores diferentes no articulador semi-ajustável Hanau Wide Vue. O estudo relatou que os valores de orientação condilar obtidos por registos interoclusais protrusivos com fixações para a incisura anular inferior (49,4 ± 8,1 e 44,8 ± 7,9) e orbital (41,8 ± 7,4 e 36,9 ± 7,5) estavam significativamente mais próximos dos valores radiográficos (47,0 ± 5,0 e 41,0 ± 8,1).

O articulador arcon (Artex Type AR) utilizado no nosso estudo, tem um desenho condilar com uma representação anatómica de uma ATM humana que justifica os valores obtidos pelos valores radiográficos do método facebow transfer.[15,17] O método facebow transfer, utilizando o ponto de Guichet como referência anterior, apresentou valores mais próximos do método radiográfico em comparação com o método de Bonwill, o que foi altamente significativo (p < 0,001).

Carlsson[18] defende a utilização da montagem do valor médio para o fabrico de próteses, uma vez que nenhum estudo contradiz a sua aplicação. A limitação da utilização do método de Bonwill depende do intervalo dentro do qual a orientação condilar real do doente se encontra no valor médio recomendado para esse sistema de articulador específico.[19,20] O ângulo de orientação condilar que os fabricantes recomendam[3] durante a montagem do molde para o método de Bonwill para o articulador Artex é de 30°, que foi superior ao valor de 23° obtido no presente estudo.

Weinberg[21] afirmou que os diferentes sistemas de articuladores, com os seus pontos de referência facebow e anterior, aumentam ou diminuem o plano oclusal em 16 mm e não afectam a oclusão cêntrica. Em contrapartida, há um impacto nas medições excêntricas do côndilo, o que afecta as inclinações das cúspides. Ele também observou que 0,2 mm de altura da cúspide não funcional é reduzida com uma diminuição de 9° no ângulo de orientação condilar. O presente estudo mostrou uma diferença média de 21° para o ângulo de orientação condilar dos lados direito e esquerdo entre os dois métodos clínicos. O método de Bonwill, no entanto, não utilizou o cotovelo facial. Ainda assim, a orientação do plano oclusal certamente mudou e foi menor em comparação com a dos moldes montados usando o método de transferência do arco facial.

Craddock[22] referiu que o impacto da orientação condilar horizontal é maior nas áreas do segundo e terceiro molares. As suas observações também sugeriram que uma alteração positiva de 10° em relação ao valor real do paciente irá afastar os molares 0,5 mm

quando a mandíbula é protruída para uma relação de ponta a ponta
(3 mm de protrusão mandibular). Também observou que uma
alteração negativa de 10° em relação ao valor real do doente
aproximaria os molares 0,5 mm quando a mandíbula está protruída.
A diferença média entre o método radiográfico e o método de
Bonwill foi de 28°. Assim, podem ser esperados contactos
prematuros consideráveis nas regiões de pré-molares e molares no
articulador que não estão presentes na boca do doente, levando a
potenciais erros oclusais.[23]

CONCLUSÃO

O documento é uma coleção abrangente de artigos de investigação, estudos e referências relacionados com vários aspectos da prótese dentária e da ortodontia, com um foco específico na importância de registos oclusais precisos e na utilização de um arco facial em medicina dentária para restaurações oclusais precisas. O arco facial é um dispositivo semelhante a um paquímetro que é utilizado para registar a relação dos maxilares com as articulações temporomandibulares ou o eixo de abertura dos maxilares e para orientar os moldes na mesma relação com o eixo de abertura da articulação. Também explora o domínio multifacetado dos arcos faciais em prótese dentária e implantologia, traçando a sua evolução histórica, examinando as aplicações clínicas, explorando os avanços tecnológicos, avaliando a integração interdisciplinar e analisando o seu impacto nos resultados dos doentes. A panorâmica histórica engloba os primeiros métodos utilizados para registar a relação dos maxilares, os desenvolvimentos fundamentais que moldaram o design do arco facial e as implicações contemporâneas destes marcos históricos nas práticas modernas de protética e implantologia. Abrange tópicos como a posição natural da cabeça, registos do arco facial, vários pontos de referência na articulação dentária e o significado clínico da orientação do molde maxilar num articulador. Também aborda os métodos de registo das relações maxilares cêntricas e excêntricas, o significado dos diferentes pontos de referência na articulação dentária e os desafios, bem como as modificações efectuadas para melhorar a precisão e a eficiência dos arcos faciais.

Os artigos e estudos incluem a precisão da transferência do arco facial, a avaliação dos movimentos mandibulares e do articulador e a reprodutibilidade dos registos de orientação condilar. Destacam também o significado clínico da transferência do registo do arco facial e o papel prognóstico dos pontos de referência anteriores na garantia de relações oclusais precisas, fornecendo uma visão processual detalhada e ilustrando casos em que os arcos faciais desempenham um papel crucial no sucesso do tratamento. Os avanços tecnológicos são explorados através da lente dos sistemas digitais de arcos faciais, comparando as suas caraterísticas, benefícios e desafios com os seus equivalentes tradicionais. Além disso, discute-se a discrepância nos valores de orientação condilar entre diferentes articuladores e o potencial impacto de diferentes métodos de montagem nos erros oclusais.

Um dos temas chave ao longo do artigo é a importância dos pontos de referência nos procedimentos de reabilitação oral e maxilofacial, enfatizando o papel crítico dos pontos de referência anteriores e posteriores no estabelecimento de planos e na determinação dos movimentos mandibulares para uma forma e função adequadas na reabilitação oclusal.

Além disso, destaca o significado clínico da orientação do molde maxilar num articulador, particularmente no contexto das próteses completas. Abrange as relações horizontais e verticais do maxilar, o significado do terceiro ponto de referência na orientação da relação do maxilar e os factores a considerar durante o processo de registo das relações cêntricas e excêntricas do maxilar. Dá ênfase ao significado clínico das relações dos maxilares e à orientação exacta do molde maxilar, sublinhando a importância da precisão nos procedimentos protéticos e ortodônticos.

O documento também discute os diferentes tipos de arcos faciais, os seus componentes e as suas utilizações. Compara vários métodos de transferência de arcos faciais, como o traçado radiográfico, a transferência de arcos faciais e o método de Bonwill, e avalia a sua precisão na obtenção de valores de orientação condilar. O estudo concluiu que os valores obtidos pelo método de transferência do cotovelo facial utilizando o ponto de Guichet como referência anterior estavam mais próximos dos valores radiográficos. Para finalizar, os resultados dos pacientes e os resultados da investigação lançam luz sobre a correlação entre registos precisos do arco facial e uma maior eficácia do tratamento, apoiada por estudos que avaliam o sucesso a longo prazo em protética e implantologia

REFERÊNCIAS

1. Wilkie ND. O ponto de referência anterior. J Prosthet Dent 1979;41:48896-. 2. Weinberg IA. Uma avaliação da -montagem -do cotovelo facial-. J Prosthet Dent 1961;11:32. 3. Page HL. O plano craniano. Dent Digest 1955;61:152.

2. 4. Foster TD, Howat AP, Naish PJ. Variação nas linhas de referência cefalométricas. Br J Orthod 1981;8:183. 5. McCollum BB. O eixo da dobradiça mandibular e um método para o localizar. J Prosthet Dent 1960;10:42835-. 6. Lauritzen AG, Wolford LW. Localização do eixo da dobradiça numa base experimental. J Prosthet Dent 1961;11:105967-. 7. Zarb GA, Bergman B, Clayton JA, MacKay HF. Prosthetic treatment for partially edentulous patients (Tratamento protético para pacientes parcialmente desdentados). St. Louis: The C. V. Mosby Co., 1978. p. 193. 8. O Glossário de Termos de Prótese Dentária. 8ª ed. J Prosthet Dent 2005;94:-1092

3. 1. Earle S. Smith, Vertical dimension and centric jaw relation in complete denture construction (Dimensão vertical e relação cêntrica do maxilar na construção de próteses completas). Journal of Prosthetic dentistry, janeiro de 1958. 2. Yoshiyuki Watanabe. Utilização de computadores pessoais para o traçado do arco gótico: Análise e avaliação das posições horizontais da mandíbula com próteses edêntulas. Journal of Prosthetic Dentistry, Volume 82 Número 5. 3. Boucher's Prosthodontic Treatment for Edentulous Patients. 2ª Edição 4. James Hart long. Localização do eixo da dobradiça terminal por meios intra-orais. Journal of Prosthetic Dentistry, janeiro de 1970. 5. 5º Glossário de Termos de Prótese Dentária. 8ª Edição. 6. Garret D. Barret. Procedimento reprodutível de split-cast para remontar o molde mestre da prótese completa. The Journal of Prosthetic Dentistry, Volume 54, Número 5. 87 7.

A Albert Yurkstas e Krishan K. Kapur. Factores que influenciam a relação cêntrica da mandíbula em bocas edêntulas, Journal of Prosthetic Dentistry 1964 November 8. V. V. Nandini, K. C. Nair, M. C. Sudhakar*, T. S. Poduval. Avaliação comparativa do traçador de altura, do traçador Chandra, do traçador intra-oral, do functiógrafo e da mordida: A clinical study, journal of Indian prosthodontic society, March 2005, Vol 5, Issue 1 9. Peter E. Dawson. Oclusão funcional da ATM ao desenho do sorriso

Fundamentos para a orientação do plano oclusal em pacientes completamente desdentados - Uma revisão
C Dhinesh Kumar1, Jayashree Mohan2, P Manimaran1, Sunantha Selvaraj3,*,G Sandhya1
1J. *Faculdade de Medicina Dentária e Hospital K. K. Nattrajah, Namakkal, Tamil Nadu, Índia*
2 *Faculdade de Medicina Dentária Sankarachariyar da Missão* Vinayaka, *Salem, Tamil Nadu, Índia*
3*Departamento de Dentisteria Protética, Faculdade de Medicina Dentária Sankarachariyar da Missão Vinayaka, Salem, Tamil Nadu,*

REFERÊNCIAS DE RELAÇÕES CENTRADAS

1. Patterson AH. Construção de dentaduras artificiais. D Cosmos 1923;65:679.
2. Charles M, Heartwell JR, Rahn AO. Syllabus of Complete Dentures. 4ª ed. Philadelphia, PA: Lea and Febiger; 1986

RELAÇÕES DE MANDÍBULAS HORIZONTAIS

REVISÃO DOS MÉTODOS DE REGISTO DA RELAÇÃO VERTICAL

Naveen Raj T, Ashish Meshram, Shantanu Mulay, Honey Jethlia
1. Professor sénior. Departamento de Dentisteria Protética,
Faculdade de Medicina Dentária e Hospital S. M. B. T.,
Ahmednagar,
Maharashtra.
2. Professor sénior. Departamento de Dentisteria Protética,
Faculdade de Medicina Dentária e Hospital S. M. B. T.,
Ahmednagar,
Maharashtra.
3. Professor sénior. Departamento de Dentisteria Protética,
Faculdade de Medicina Dentária e Hospital S. M. B. T.,
Ahmednagar,
Maharashtra.
   3. Professor sénior. Departamento de Dentisteria Protética,
   Daswani Dental College & Research Centre, Kota,
   Rajasthan

Orientação relação mandíbula

1. Laura Reid DDS, White R.H. Splints oclusais protectores. Esthetic Dentistry in Clinical Practice 2010, p.307.

2. Ferrario VF, Sforza C, Serrao G, Schmitz J. Avaliação tridimensional da fiabilidade de uma transferência postural face-bow. J Prosthet Dent 2002;87:210-5.

3. Long JH. Localização do eixo da dobradiça terminal por meios intra-orais. J Prosthet Dent 1970;23:11-24.

4. Lúcia VO. Uma técnica para registar a relação cêntrica. J Prosthet Dent 1964;14:492-505.

5. Braly BV. Análise oclusal e planeamento do tratamento para dentisteria de restauração. J Prosthet Dent 1972;27:168-71.

6. Bergendal B, Bergendal T, Hallonsten AL, Koch G, Kurol J, Kvint S, et al. Abordagem multidisciplinar da reabilitação oral com implantes osseointegrados em crianças e adolescentes com aplasia múltipla. Eur J Orthod 1996;18:119-29.

7. Sati M, Stäubli U, Bourquin Y, Kunz M, Nolte LP. Sistema de orientação in situ computorizado em tempo real para a colocação de enxertos do LCA. Comput Aided Surg 2002;7:25-40.

8. Terrell WH. Fundamentos importantes para uma boa construção de uma dentadura completa. J Prosthet Dent 1958;8:740-52.

9. Rosenstiel SF, Land MF, Fujimoto J. Contemporary Fixed Prosthodontics-E-Book. St. Louis: Elsevier Health Sciences; 2015.

10. Bidra AS, Martin JW, Feldman E. Próteses dentárias completas em crianças com displasia ectodérmica: Revisão de princípios e técnicas. Compend Contin Educ Dent 2010;31:426-33.

11. Winstanley RB. The hinge-axis: Uma revisão da literatura. J Oral Rehabil 1985;12:135-59.

12. McCollum BB. O eixo da dobradiça mandibular e um método para o localizar. J Prosthet Dent 1960;10:428-35

13. Wood DP, Korne PH. Eixo da dobradiça estimado e verdadeiro: Uma comparação dos deslocamentos condilares. Angle Orthod 1992;62:167-75.

14. Kaufman A. Evaluation of Protrusive Records In Complete Denture Construction, PhD Diss.; 1977.

15. Ma'an RZ, Al-Huwaizi HF, Alnakkash WA. A entre a localização arbitrária e cinemática do eixo da dobradiça mandibular em pacientes de reabilitação de boca cheia (um estudo in vivo). J Bagh Coll Dent 2011;23:20-3.

16. Nagy WW, Smithy TJ, Wirth CG. Precisão de um ponto de eixo mandibular horizontal transversal pré-determinado. J Prosthet Dent 2002;87:387-94.

17. Miller M, Scully C. Mosby's Textbook of Dental Nursing. Reino Unido: Elsevier Health Sciences; 2015.

18. Clark DM, Oyen OJ, Feil P. The use of specific dental schooltaught restorative techniques by practicing clinicians. J Dent Educ 2001;65:760-5.

19. Ghafaria J, Shoferb FS, Jacobsson-Hunta U, Markowitzc DL, Lasterb LL. Aparelho extrabucal versus regulador de função no tratamento precoce da má oclusão de Classe II, divisão 1: um ensaio clínico randomizado. American Journal of Orthodontics and Dentofacial Orthopedics 1998, 113(1):51-61.

20. Rahn AO, Ivanhoe JR, Plummer KD. Textbook of Complete Dentures. Connecticut: PMPH-USA: 2009.

21. Christiansen RL. Fundamentação do arco facial na montagem do molde maxilar. J Prosthet Dent 1959;9:388-98.
 22. Brandrup-Wognsen T. O arco facial, o seu significado e aplicação. J Prosthet Dent 1953;3:618-30.

23. Maveli TC. Comparação da orientação do plano oclusal obtida com cinco sistemas de arco facial. Universidade de Loma Linda, 2014.

24. Mitchell DL, Wilkie ND. Articulators Through the Years. Parte I. Até 1940. J Prosthet Dent 1978;39:330-8.

25. Steiner CC. Cefalometria para si e para mim. Am J Orthod 1953;39:729-55.

26. Bird DL, Robinson DS. Modern Dental Assisting-E-Book. St Louis: Elsevier Health Sciences; 2017.

27. Bashford C. Historiography and invisible musics: Domestic chamber music in nineteenth-century Britain [Música de câmara

doméstica na Grã-Bretanha do século XIX]. J Am Musicol Soc 2010;63:291-360.

28. Ferrario VF, Sforza C, Serrao G, Schmitz J. Avaliação tridimensional da fiabilidade de uma transferência postural face-bow. J Prosthet Dent 2002;87:210-5.

29. Zizelmann C, Hammer B, Gellrich NC, Schwestka-Polly R, Rana M, Bucher P. An evaluation of face-bow transfer for the planning of orthognathic surgery. J Oral Maxillofac Surg 2012;70:1944-50.

30. Wolford LM, Galiano A. Um método simples e exato para a montagem de modelos em cirurgia ortognática. J Oral Maxillofac Surg 2007;65:1406-9.

31. Mayrink G, Sawazaki R, Asprino L, de Moraes M, Moreira RW. Estudo comparativo entre 2 métodos de montagem de modelos em articulador semi-ajustável para cirurgia ortognática. J Oral Maxillofac Surg 2011;69:2879-8216. Nagy WW, Smithy TJ, Wirth CG. Precisão dc um ponto de eixo mandibular horizontal transversal pré-determinado. J Prosthet Dent 2002;87:387-94

Pontos de referência anteriores e seu significado

1. Wilkie ND. O ponto de referência anterior. J Prosthet Dent 1979;41:48896-.

2. Weinberg IA. Uma avaliação da -montagem do cotovelo facial-. J Prosthet Dent 1961;11:32.

3. Página HL. O plano craniano. Dent Digest 1955;61:152.

4. Foster TD, Howat AP, Naish PJ. Variação nas linhas de referência cefalométricas. Br J Orthod 1981;8:183.

5. McCollum BB. O eixo da dobradiça mandibular e um método para o localizar. J Prosthet Dent 1960;10:42835-.

6. Lauritzen AG, Wolford LW. Localização do eixo da dobradiça numa base experimental. J Prosthet Dent 1961;11:105967-.

7. Zarb GA, Bergman B, Clayton JA, MacKay HF. Prosthetic treatment for partially edentulous patients (Tratamento protético para pacientes parcialmente desdentados). St. Louis: The C. V. Mosby Co., 1978. p. 193.

8. O Glossário de Termos de Dentisteria Protética. 8ª ed. J Prosthet Dent 2005;94:1092 -9. Solow B, Tallgren A. Posição natural da cabeça em indivíduos de pé. Ata Odontol Stand 1971;29:

9. Solow B, Tallgren A. Posição natural da cabeça em indivíduos de pé. Ata Odontol Stand 1971;29:591.

10. Lundstrom F, Lundstrom A. Natural head position as a basis for cephalometric analysis. Am J Orthod Dentofacial Orthop 1992;101:2447-.

11. Ercoli C, Graser GN, Tallents RH, Galindo D. -Registo do arco facial -sem um terceiro ponto de referência. Considerações teóricas e uma técnica alternativa. J Prosthet Dent 1999;82:23741-.

12. Bailey JO Jr, Nowlin TP. Avaliação do terceiro ponto de referência para a montagem de moldes maxilares no articulador Hanau. J Prosthet Dent 1984;51:-199201.

13. Pitchford JH. Uma reavaliação do -plano axisorbital -e a utilização de orbitale num registo de transferência de facebow. J Prosthet Dent 1991;66:34955-.

14. Gonzales JB, Kingery RH. Avaliação de planos de referência para orientação de moldes maxilares em articuladores. J Am Dent Assoc 1968;76:32936-.

15. Galindo D, Tallents RH, Graser GN, Ercoli C. -Registo do arco facial -sem um terceiro ponto de referência: Considerações teóricas e uma técnica alternativa. J Prosthet Dent 1999;82:23741-.

16. Bergstrom G. On the reproduction of dental articulation by means of articulators (Sobre a reprodução da articulação dentária

por meio de articuladores). Ata Odontol Scand Suppl 1950;9:-3149.

17. McWilliam JS, Rausen R. Análise de variância na avaliação de registos da posição natural da cabeça. Swed Dent J 1982;15:239.

18. Krueger GE, Schneider RL. Um plano de orientação com um ponto de referência anterior extracraniano. J Prosthet Dent 1986;56:5660-.

19. Frankel R. The applicability of the occipital reference base in cephalometrics. Am J Orthod 1980;77:379.

20. Beck. Uma avaliação clínica do conceito de articulação de Arcon. J Prosthet Dent 1959;9:409.

21. Augsburger KI. Relação do plano oclusal com o tipo facial. J Prosthet Dent 1953;75:5.

22. Bjerin R. A comparison between the Franklorr horizontal and the Sella TurcicaNasion -as reference planes in cephalometric analysis. Ata Odontol Scand 1957;1:15.

23. Downs WB. O papel da cefalometria na ortodontia. Análise de casos e diagnóstico. Am J Orthod 1952;38:162.

24. Lundstrom A. Postura da cabeça em relação à inclinação da -linha de sellanasion-. Angle Orthod 1982;5:279.

25. BrandrupWognsen -T. Facebow-, seu significado e aplicação. J Prosthet Dent 1953;3:61830-.

26. Dos Santos Junior J, Nelson SJ, Nummikoski P. Análise geométrica da orientação do plano oclusal utilizando a -transferência simulada do arco auricular-. -J Prosthodont 1996;5:17281-.

27. Olsson A, Posselt U. Relação de várias linhas de referência do crânio. J Prosthet Dent 1961;11:10459-.

28. Hanau RL. Articulação definida, analisada e formulada. J Am Dent Assoc 1926;13:1694707-.

29. Freitas A de. Comparação da medida radiográfica e protética do movimento da trajetória sagital do côndilo mandibular. J Oral Surg 1970;30:6318-.

30. Owen EB. Trajeto do côndilo: O seu valor limitado na oclusão. J Am Dent Assoc 1948;36:28490-.

31. Kumar JS, Gupta G, Bansal S, Gupta P. Variabilidade e validade do ponto de referência anterior": Um estudo cefalométrico. Baba Farid Uni Dent J 2011;2:107-11

Referências de pontos posteriores

1. Palik JF, Nelson DR, White JT. Precisão de um arco facial com auricular. J Prosthet Dent 1985;53(6):800-804. DOI: 10.1016/0022-3913(85) 90160-X.

2. Beard CC, Clayton JA. Estudos sobre a validade do eixo da dobradiça terminal. J Prosthet Dent 1981;46(2):185-191. DOI: 10.1016/0022-3913(81)90307-3.

3. Aull AE. Um estudo do eixo transversal. J Prosthet Dent 1963;13(3): 469-479. DOI: 10.1016/0022-3913(63)90102-1.

4. Shanahan TEJ, Leff A. Movimentos mandibulares e articuladores, parte III: o dilema do eixo mandibular. J Prosthet Dent 1962;12(2):292-297. DOI: 10.1016/0022-3913(62)90064-1.

5. Schalhorn RG. Um estudo do centro arbitrário e do centro de rotação cinemático para a montagem do cotovelo facial. J Prosthet Dent 1957;7(2):162-169. DOI: 10.1016/0022-3913(57)90072-0.

6. Ellis 3rd E, Tharanon W, Gambrell K. Precisão da transferência do arco facial: efeito na previsão cirúrgica e no

resultado pós-cirúrgico. J Oral Maxillofac Surg 1992;50(6):562-567. DOI: 10.1016/0278-2391(92)90434-2.

7. Raghav D, Kapoor K, Alqahtani AA, Kola MZ, Alqahtani F. Relações intrincadas e conceitos de pontos de referência em protética: uma revisão da literatura. Eur J Prosthodont 2016;4:1-6. DOI: 10.4103/2347- 4610.182959.

8. Gates GN, Nicholls JI. Avaliação das alterações da largura do arco mandibular. J Prosthet Dent 1981;46(4):385-392. DOI: 10.1016/0022-3913(81)90443-1.

9. Simpson JW, Hesby RA, Pfeifer DL, Pelleu GB. Localizações arbitrárias do eixo da dobradiça mandibular. J Prosthet Dent 1984;51(6):819-822. DOI: 10.1016/0022-3913(84)90383-4.

10. Lauritzen AG, Bodner GH. Variações na localização de pontos de eixo de dobradiça arbitrários e verdadeiros. J Prosthet Dent 1961;11(2):224-229. DOI: 10.1016/0022-3913(61)90196-2.

11. Nooji D, Sajjan SM. O terceiro ponto de referência e o seu efeito nos ângulos de orientação condilar protrusivos obtidos num articulador semi-ajustável. J Indian Prosthodont Soc 2008;8(2):71-77. DOI: 10.4103/0972-4052.43589.

12. Gordon SR, Stoffer WM, Connor SA. Localização do eixo da dobradiça terminal e o seu efeito na posição da cúspide do segundo molar. J Prosthet Dent 1984;52(1):99-105. DOI: 10.1016/0022-3913(84)90190-2.

13. Abdullah MA, Sherfuddin F. Um estudo comparativo da transferência do cotovelo facial nos articuladores hanau e whip-mix. Saudi Dent J 1994;6(1): 8-12.

14. Preston JD. Uma reavaliação da teoria do eixo horizontal transversal mandibular. J Prosthet Dent 1979;41(6):605-613. DOI: 10.1016/0022-3913(79)90054-4.

15. Granger ER. Significado clínico da montagem do eixo da dobradiça. DCNA 1959; 205-213.

16. Walker PM. Discrepâncias entre o eixo da dobradiça arbitrário e verdadeiro. J Prosthet Dent 1980;43(3):279-285. DOI: 10.1016/0022-3913(80)90402-3.

17. Clark JR, Hutchinson I, Sandy JR. Oclusão funcional: II. O papel dos articuladores na ortodontia. J Orthod 2001;28(2):173-177. DOI: 10.1093/ortho/28.2.173.

18. Solow B, Tallgren A. Natural head position in standing subjects. Ata Odontol Scand 1971;29(5):591-607. DOI: 10.3109/00016357109026337.

19. Nandeeshwar DB, Kumar SA, Acharya S. Um estudo cefalométrico para determinar a relação da linha ala-tragus com diferentes pontos de referência posteriores de um plano oclusal padrão em pacientes completamente desdentados. Asian J Med Clin Sci 2012;1:111-115.

20. Brandrup-Wongsen T. O arco facial, seu significado e aplicação. J Prosthet Dent 1953;3(6):18-30.

21. Página HL. Alguns conceitos confusos em articulação. D Digest 1958;64:71-76.

22. Kumar P, Kumar A, Goel R, Khattar A. Ponto de referência anterior: conhecimentos actuais e perspectivas em prótese dentária. J Orofac Sci 2012;4(2):96-99. DOI: 10.4103/0975-8844.106195.

23. Yatabe M, Zwijnenburg A, Megens CCEJ, Naeije M. O centro cinemático: uma referência para os movimentos condilares. J Dent Res 1995;74(10):1644-1648. DOI: 10.1177/00220345950740100401.

24. Olsson A, Posselt U. Relação de várias linhas de referência do crânio. J Prosthet Dent 1961;11(6):1045-1049. DOI: 10.1016/0022-3913(61)90041

REFERÊNCIA DO TERCEIRO PONTO

1. Wilkie ND. O ponto de referência anterior. J Prosthet Dent 1979;41:48896-.

2. Shetty S, Kamalakanth KS, Sabu A. Avaliação da exatidão da transferência da escala oclusal maxilar de dois articuladores utilizando dois sistemas de articuladores facebow/semi-ajustáveis: Um estudo in vivo. J Indian Prosthodont Soc 2016;16:24852-.

3. Ahlers MO, Edelhoff D, Jakstat HA. Precisão da reprodução da montagem do articulador com um arco facial arbitrário vs. valores médios - Um estudo controlado, aleatório e cego do simulador de pacientes. Clin Oral Invest 2019;23:100714-.

4. Kumar P, Kumar A, Goel R, Khattar A. Ponto de referência anterior: Conhecimentos actuais e perspectivas em prótese dentária. J Orofac Sci 2012;4:969-.

5. Pitchford JH. Uma reavaliação do plano axial-orbital e a utilização de orbitale num registo de transferência de cotovelo facial. J Prosthet Dent 1991;66:34955-.

6. Saluja BS, Mittal D. Registos interoclusais em prótese fixa. Indian J Oral Sci 2013;4:1204-.

7. Nooji D, Sajjan SM. O terceiro ponto de referência e o seu efeito nos ângulos de orientação condilar protrusivos obtidos num articulador semi-ajustável. J Indian Prosthodont Soc 2008;8:717-.

8. Schuyler CH. A função e a importância da orientação incisal na reabilitação oral. J Prosthet Dent 2001;86:21932-.

9. Starcke EN. A história dos articuladores: Conceitos invulgares ou "parecia ser uma grande ideia na altura!". J Prosthodont 2001;10:17080-.

10. Türp JC, Greene CS, Strub JR. Oclusão dentária: Uma reflexão crítica sobre conceitos passados, presentes e futuros. J Oral Rehabil 2008;35:44653-.

11. Gilboa I, Cardash HS, Kaffe I, Gross MD. Orientação condilar: Correlação entre a morfologia articular e as imagens radiográficas panorâmicas em crânios humanos secos. J Prosthet Dent 2008;99:47782-.

12. Kwon OK, Yang SW, Kim JH. Correlação entre os ângulos de orientação condilar sagital obtidos através de métodos de registo oclusal radiográfico e protrusivo. J Adv Prosthodont 2017;9:3027-.

13. Galagali G, Kalekhan SM, Nidawani P, Naik J, Behera S. Análise comparativa da orientação condilar sagital através de registos interoclusais protrusivos com radiografias panorâmicas e de telerradiografia lateral numa população dentada: Um -estudo clinicoradiográfico-. -J Indian Prosthodont Soc 2016;16:14853-.

14. Christensen LV, Slabbert JC. O conceito de orientação condilar sagital: Facto biológico ou falácia? J Oral Rehabil 1978;5:-17.

15. Naqash TA, Chaturvedi S, Yaqoob A, Saquib S, Addas MK, Alfarsi M. Avaliação dos ângulos de orientação condilar sagital utilizando traçados pantográficos computorizados, registos interoclusais protrusivos e técnicas de imagem 3D-CBCT para reabilitação oral. Niger J Clin Pract 2020;23:5504-.

16. Gross M, Nemcovsky C, Tabibian Y, Gazit E. O efeito de três materiais de registo diferentes na reprodutibilidade dos registos

de orientação condilar em três articuladores semi-ajustáveis. J Oral Rehabil 1988;25:2048-.

17. Goyal MK, Goyal S. Um estudo comparativo para avaliar a discrepância nos valores de orientação condilar entre dois -articuladores arcon e nonarcon disponíveis no mercado-: Um estudo clínico. Indian J Dent Res 2011;22:8804-.

18. Carlsson GE. Revisão crítica de alguns dogmas em prótese dentária. J Prosthodont Res 2009;53:-310.

19. Payne JA. Determinantes condilares numa população de pacientes: Avaliação do pantógrafo eletrónico. J Oral Rehabil 1997;24:15763-.

20. Preston JD. Uma reavaliação da teoria do eixo horizontal transversal mandibular. J Prosthet Dent 2004;91:50512-.

21. Weinberg LA. Uma avaliação da montagem do cotovelo facial. J. Prosthet Dent 1961;11:3242-.

22. Craddock FW. A exatidão e o valor prático dos registos da inclinação da trajetória do côndilo. J Am Dent Assoc 1949;38:697710-.

23. Pröschel PA, Maul T, Morneburg T. Predicted incidence of excursive occlusal errors in common modes of articulator adjustment. Int J Prosthodont 2000;13:30310-.

24. Lee W, Lim YJ, Kim MJ, Kwon HB. Consequências oclusais da utilização de definições médias de orientação condilar: Um estudo in vitro. J Prosthet Dent 2017;117:5328-.

25. Paul R, Das S, Bhattacharyya J, Ghosh S, Goel P, Dutta K. Um estudo sobre a precisão dos valores de orientação condilar horizontal em pacientes edêntulos usando radiografias de diagnóstico pré-protéticas. J Indian Prosthodont Soc 2018;18:26370-.